LA MICRONUTRITION DANS VOTRE ASSIETTE

44, rue du Cherche Midi – 75006 Paris
Tél. 01 42 22 72 90 – Fax : 01 42 22 65 62

Imprimé en France

I.S.B.N. 2-85922-224-3

Docteur Alain TRIAIRE

LA MICRONUTRITION DANS VOTRE ASSIETTE

Préface du Professeur Jean-Marie PELT

DELVILLE
santé

A la Flamboyante Mémoire des Professeurs

Robert Poinso
Jacques-André Lavier
Et du Médecin Général François Blanc

Aux Gourmets de la Vie
Aux Gourmands de l'Amour

PRÉFACE

On prête à Hippocrate, père de la médecine, cet adage célèbre : "Que ton aliment soit ton médicament". Mais bien avant lui, Indiens et Chinois considéraient déjà l'alimentation comme la base de la santé. On n'imaginait pas un traitement qui ne soit accompagné de prescriptions et de conseils en matière d'alimentation ; des pratiques qu'en Occident nous avions totalement oubliées, pour ne les redécouvrir qu'à la fin du XXe siècle. À vrai dire, on commença par découvrir que certaines pathologies étaient dues à des carences en substances apportées par les aliments et que l'organisme est incapable de synthétiser. On leur donna le nom de vitamines, et l'on comprit pourquoi les marins à l'époque des grandes découverts au XVIe siècle mouraient de scorbut faute de vitamines C apportées par les fruits et légumes dont ils étaient privés sur leurs bateaux. Les vitamines occupèrent pendant plusieurs décennies une place déterminante dans l'imaginaire collectif, puis d'autres micronutriments présents dans nos aliments émergèrent à leur tour dans l'actualité santé : les fibres, les anti-radicalaires, les oméga 3 et tant d'autres. Aujourd'hui les publicités se succèdent à la télévision et dans les magazines spécialisés fondées sur des allégations santé concernant tel ou tel aliment. Mieux encore, des mutuelles remboursent désormais des corps gras censés nous éviter le “mauvais cholestérol”. Bref, notre temps donne, à nouveau, raison à Hippocrate et nos aliments deviennent sous nos yeux nos médicaments.

Le lecteur trouvera dans l’ouvrage du Docteur Alain Triaire un exposé très complet et très documenté sur l’ensemble des questions touchant à l’alimentation. Dans une première partie, les différents aliments consommés par les omnivores que nous sommes sont présentés et leur valeur respective est évaluée et discutée. Sans doute, est-ce cette capacité d’avoir accès à des aliments extrêmement divers qui a permis à l’homme d’occuper des milieux très différents trouvant partout la nourriture nécessaire. Rien à voir avec le malheureux koala condamné à vivre sous les eucalyptus et aux pandas inférodés au bambou dont ils se nourrissent en exclusivité.

L’auteur n’hésite pas à s’aventurer dans les arcanes de la biochimie en exposant comment les molécules qui nous nourrissent se sont formées dès les origines de la vie.

Il sait rendre parfaitement accessibles des notions indispensables à la bonne compréhension de son sujet. Il traite également des grands équilibres de la vie liés aux phénomènes d’adaptation constante des êtres vivants à leur environnement et donc à leur alimentation. Il parle à ce sujet des “barrières douanières” que sont les muqueuses intestinales et les membranes cellulaires qui filtrent les nutriments. Une distinction est faite aussi entre les macronutriments : glucides, lipides et protides et les micronutriments déjà évoqués, utiles à très faibles doses et dont on ne cesse de découvrir l’importance primordiale dans l’équilibre alimentaire. Ce sont ces micronutriments qui permettent de contrer les phénomènes de dégénérescence des cellules et des tissus en neutralisant les radicaux libres qui sont les toxines libérées par nos métabolismes, les déchets de la vie cellulaire en quelque sorte. Puis sont envisagées les maladies liées à l'alimentation et plus particulièrement à l'action de ces substances responsables du vieillissement cellulaire : cancers, maladies cardio-vasculaires, diabète, etc., sans oublier les allergies alimentaires toujours plus menaçantes.

L'ouvrage s'achève sur des considérations récentes et intéressantes concernant les comportements alimentaires préconisés et ce que l'auteur appelle l'optimisation micronutritionnelle personnalisée. Cette démarche vise à assurer à chacun une nourriture adaptée à son organisme et susceptible de respecter ses grands équilibres biologiques. C'est là une approche très originale qui mérite d'être saluée.

J'ai beaucoup appris en lisant ce livre et je le considère comme une véritable somme dans ce domaine auquel le public porte, et à juste titre, un intérêt croissant. Il contribuera pour ceux qui sauront en faire bon usage à maintenir ou à restaurer un état de santé satisfaisant grâce à une alimentation optimisée.

L'auteur a une plume alerte et claire, il sait metre l'humour qui convient dans ses propos. Je souhaite au livre du Docteur Alain Triaire la large audience qu'il mérite et un plein succès auprès de nombreux lecteurs qui comme moi aimeront, j'en suis sûr, ce très beau livre.

Jean-Marie Pelt
Président de l'Institut Européen d'Écologie
Professeur Émérite de l'Université de Metz

DE LA TABLE DE CRO-MAGNON AU GUIDE MICHELIN

Ma grand-mère était vosgienne. Elle est née au Val d'Ajol, autrement dit le Val de la Joie, petit village frileux au milieu des champs de luzerne et des cathédrales de sapins, là où, de mémoire d'aïeule, on a toujours tissé les chemises de lin ou de chanvre pour les hommes qui travaillaient aux champs ainsi que les draps de coton écru pour le trousseau des jeunes filles et le plus grand bonheur des amants. Dans sa jeunesse, ces draps, tout juste sortis de la filature, étaient soigneusement étalés dans les champs et, par les métamorphoses propres à ce pays, ils blanchissaient dans la nuit. Aujourd'hui de savants chimistes nous affirment que c'est l'azote de l'herbe qui fait blanchir le linge. Qui pourrait croire sérieusement à ces balivernes ? Ici on le sait bien, ce sont les fées qui sont à l'origine de cet enchantement. Bref, ma grand mère est née au pays des fées. Alors, comment s'étonner qu'elle ait eu une vie hors du commun ? Elle n'a pas serré la main de l'Empereur et n'a pas piloté le plus bel avion du XXe siècle, non, mais elle a vécu à l'époque de Napoléon III et à celle du Concorde. Elle est morte d'une erreur médicale. Je finissais mes études et j'aurais dû faire le diagnostic pourtant bien simple qui lui aurait permis d'atteindre le siècle. Probablement trop respectueux de l'expérience de mes aînés, je n'ai pas osé mettre en doute la compétence du médecin de famille qui la suivait depuis toujours, mais en qui elle n'avait d'ailleurs plus qu'une confiance toute relative car elle le trouvait trop vieux. Elle avait raison. Je dédie donc ces pages à la tendre mémoire de cette figure quasi mythologique qui m'a donné le goût de la soupe aux orties et des baies des bois poussant sous les fougères, là où l'orvet ou parfois la vipère veille, garante et gardienne des forces telluriques, car il n'est pas de Paradis terrestre sans elle. Au dessus, bien au dessus, les arbres multi centenaires, les seuls à connaître les secrets de la Nature, unissaient la terre au ciel en crochant le vent de leurs épines toujours vertes et ma grand mère me disait que, s'ils nous semblaient muets, c'est qu'ils ne parlaient jamais pour rien dire et surtout pas à n'importe qui. Je l'ai maintes fois vérifié depuis.

Pratiquement aux antipodes de cette époque qui ne semble douce que parce qu'on n'y a pas vécu, on nous dit que les petites filles qui naissent aujourd'hui ont une chance sur deux d'atteindre leur centième année. Alors, à cinq générations de distance, pas de différence ? Qu'on mange comme au XIXe siècle dans l'Est de la France ou comme au XXIe dans le fricot de la mondialisation, l'espérance de vie est la même ? Qu'on mange frugalement, et souvent juste à sa faim, les produits que le terroir veut bien vous donner selon le rythme des saisons, avec une orange comme cadeau de Noël et l'espérance du pain bis et du lard le lendemain ou qu'on mange pléthorique et avec une teneur garantie en pesticides, herbicides, fongicides et métaux lourds, toujours pas de différence ? Pas si sûr. À tout le moins, ça vaut la peine de se pencher sur la question, pas forcément pour donner la réponse car, à part les illuminés et les gourous qui prétendent accaparer notre façon de penser, personne, et en tout cas pas moi, n'est détenteur de la vérité, d'autant qu'elle est fluide, mobile et qu'elle s'échappe à chaque fois qu'on croit pouvoir la saisir. Mais seulement pour donner des éléments de réflexion à qui s'intéresse tant soit peu à sa santé et à celle de ceux qu'ils aiment, ainsi que faire fructifier leurs connaissances et leur permettre de mieux choisir celles qu'ils acquerront au fil du temps.

Réflexion faite, je dédie ce livre à toutes les mères et toutes les grands-mères. Ce sont elles qui, de tout temps, par l'exploitation des ressources, souvent minimes, qui étaient à leur disposition, ont été au cours des âges et bien avant les hommes médecine, Diafoirus et autres morticoles, les meilleurs garants de la santé publique, et à toutes les petites filles car, en ayant la charge de l'alimentation de demain, elles ne savent pas encore qu'elles ont entre leurs mains fragiles qui jouent toujours à la poupée, une bonne partie de l'avenir de l'humanité.

DE L'INFLUENCE DES JARDINS POTAGERS SUR LA CONSTRUCTION DE NOTRE-DAME DE PARIS

L'alimentation humaine est extraordinairement diversifiée dans le temps et dans l'espace. Entre la viande de phoque cru de l'Inuit et le saucisson-beurre bière pression de certains de nos contemporains, il y a une nuance qui n'échappera à personne. Pourtant ces agapes ont une chose en commun : elles apportent les éléments nécessaires à la vie. D'ailleurs, si nous avions été invités à un festin néolithique à Tautavel ou aux Eyzies[1], qu'aurions-nous mangé ? Du cuissot de chevreuil, des baies des bois, des fruits sauvages, c'est-à-dire des protéines, des graisses des fibres, des vitamines et du sucre. Comme aujourd'hui à peu de choses près. Il faut dire que nous avons eu une chance absolument hors du commun dans tout le règne animal : nous sommes omnivores. Avec la difficile conquête de la verticalité et de la parole, la capacité de pouvoir manger toute source d'aliment, animal ou végétal, a créé la trilogie nécessaire et suffisante pour que nous puissions devenir, au moins en partie, les auteurs de notre propre évolution et non, comme nos cousins maintenant bien lointains, les acteurs d'un rôle écrit par un auteur qu'ils ne connaissaient pas[2].

Ainsi sommes-nous passés d'une alimentation principalement végétale quand nous habitions dans les branches rassurantes des arbres des chaudes forêts africaines à une alimentation de plus en plus carnée quand nous avons dû, pour survivre suite aux changements climatiques porteurs de sécheresse, nous adapter à la vie dans la savane[3]. Effectivement si nous pouvions mâcher les feuilles, notre système digestif n'était nullement équipé pour brouter de l'herbe. Par contre nous mangions déjà de petits animaux, alors de là à en manger de plus gros, il n'y avait guère qu'un pas de géant vers la naissance de notre humanité. Mais ce changement radical n'a pu être notre chance que dans la mesure où nous avions les outils pour y faire face, c'est-à-dire ce mélange alchimique à qui nous devons la capacité d'avoir pu devenir des hommes : verticalité, opposabilité du pouce, langage et possibilité de digérer des protéines animales. C'est l'alimentation carnée en effet qui nous a permis de grandir de la taille d'un mètre vingt environ à celle que nous avons aujourd'hui. Cela n'a pas été sans mal ni sans essais, apparemment réussis mais pourtant non transformés, comme cet infortuné Neandertal, cousin vraiment germain, qui était bien parti pour devenir le maître du monde, mais qui avait en biceps ce que nous avions en neurones et dont nous nous sommes fait un sport national et un plaisir délectable de hâter la disparition prématurée. On objectera sans peine qu'il était détenteur lui aussi de la fameuse alchimie, bien qu'il ne soit pas certain qu'il possédât lui aussi un langage articulé. En réalité, presque trop parfaitement adapté au milieu, il n'a pas pu ou su évoluer à temps. Il faut dire qu'il n'avait aucune raison de le faire. La seule chose qu'il n'avait pas prévu, c'était notre rencontre. Elle lui a été fatale.

Effectivement, quand deux espèces prétendent occuper la même loge écologique et la même façon de vivre dans le même espace, elles entrent en concurrence et c'est celle qui s'adapte le plus rapidement qui survit. Cette capacité d'adaptation doit tenir compte de toutes les composantes du milieu et, entre autres, des autres espèces. Il convient ici de noter la différence profonde entre rivalité et complémentarité. À ce sujet, on a remarqué de curieuses variations cycliques dans les populations de renards. Elles présentent des périodes d'accroissement et de décroissance très régulières, comme une grande marée avec son flux et son reflux d'individus. Ceci a paru bien mystérieux jusqu'au jour où on a noté la survenue du même phénomène chez les lapins de garenne, mais décalé, c'est-à-dire que, quand il y avait beaucoup de renards, il y avait peu de lapins et vice versa. En clair, quand il y a beaucoup de nourriture, les renards prolifèrent, ce qui amène inévitablement à une raréfaction alimentaire et donc à une décroissance de leur population qui, à son tour, entraîne une augmentation de la population de lapins. Il en est ainsi depuis des millions d'années. De même, le lion et la gazelle occupent le même territoire. Mais s'il y a encore des lions et des gazelles, des renards et des lapins c'est que, malgré les apparences, ils sont complémentaires. Nous, nous étions rivaux.

Les protéines et les graisses de nos gibiers[4] nous avaient aussi permis de développer et surtout, par la formidable prolifération de nouvelles connexions neuronales, de diversifier notre cerveau. Tout le monde le sait d'ailleurs, et depuis l'adolescence, les trois mousquetaires sont bien entendu quatre et ici, le d'Artagnan de l'hominisation a été notre capacité langagière. Alors quand, en quelques millions d'années, nos lobes frontaux eurent patiemment modelé notre cerveau associatif, le plus somptueux des cadeaux nous était donné :

la Réflexion, l'Imagination et la Parole, nous permettaient de "frotter notre cervelle à celle des autres". Le Religieux, le Rituel et l'Art étaient à notre portée. Nous étions devenus des Hommes sans presque nous en apercevoir.

Cependant, allant de campement en campement au gré des hasards de la chasse et de la cueillette, suivant les migrations des animaux et la floraison des arbres, les plus perspicaces n'ont pas manqué de remarquer, en revenant sur un lieu qu'ils avaient abandonné depuis longtemps, que les plantes et les fruits poussaient, plus abondants qu'ailleurs. Ils poussaient là où ils avaient mangé, là où ils avaient jeté les noyaux, là où quelques graines avaient été perdues et comme ce n'est pas à des anciens singes qu'on apprend à faire des pastiches, l'idée est venue d'imiter la nature. Et c'est ainsi que plus tard, beaucoup plus tard, en se mettant à semer, les petits enfants des chasseurs cueilleurs sont devenus paysans. Caïn, le sédentaire, avait tué Abel le nomade. C'était un meurtre rituel qui scellait le passage d'une société à une autre. Avec la maîtrise du feu, l'introduction de la culture, celle des céréales en particulier a été la plus grande évolution que l'humanité ait jamais connue. En engrangeant de la nourriture et donc en anticipant sur l'avenir, l'homme pouvait en grande partie le maîtriser. Ceci a été déterminant, rien ne nous empêcherait plus de partir à la conquête du monde.

Nomades, habitant l'impermanence et l'aléatoire du campement, du territoire et de la nourriture, tributaires de notre chasse et de notre cueillette, soumis aux Esprits du Ciel et de la Terre, de la Lumière et de la Nuit, du Soleil et de la Pluie, nous étions, par essence, polythéistes. Comme la nuit suivait le jour, tout revenait indéfiniment identique à lui-même. Nous étions dans un temps circulaire, celui de l'éternel retour. Notre art avait la fluidité de l'air et la fraîcheur de l'eau, c'était la musique et la danse. Devenus sédentaires, une autre perception a supplanté l'ancienne : il y avait un début, celui d'une ère nouvelle et il y aurait peut-être une fin. Le temps était devenu linéaire. La vision changeait du tout au tout. En s'appropriant un devenir, l'humanité prenait pour la première fois conscience d'elle-même, c'est-à-dire de son unité, matérialisée par l'habitat permanent qui devenait ainsi le centre du monde. Le repas qui y était pris en commun symbolisait à la fois le partage et l'union, entre tout le clan comme entre celui-ci et la Nature. L'art, devenu l'expression de la permanence, serait celui de la pierre levée. En plantant le premier champ de blé à l'ombre du premier menhir qui proclamait le dialogue éternel de la Terre et du Ciel, l'homme a aussi planté, bien involontairement, le germe premier du monothéisme. On a coutume de dire que c'est le monothéisme qui a amené la perception linéaire du temps. Or aucune idée nouvelle n'advient jamais dans une société stable, c'est le contraire qui s'est passé. Ce sont les considérables bouleversements sociaux qui, induisant une nouvelle représentation du monde, ont, par là même, rendu possible la conception, la naissance et le développement du monothéisme.

Rien, bien sûr, n'est aussi manichéen et il y a beau temps que la jeune sédentaire et le fougueux nomade dansent autour des menhirs. C'est égal, l'alimentation a joué un rôle majeur dans l'histoire des religions et donc dans l'histoire de l'humanité. Nous sommes façonnés par nos gènes et par notre culture dans tous les sens du terme. Toutes les religions le savent bien qui font grand cas de la nourriture. Comme les lions et les gazelles, comme les renards et les lapins, religion, culture et alimentation sont complémentaires.

Dans les siècles passés de zélés défenseurs de la "vraie foi" (!) ont fait graver des croix sur les pierres levées. On peut les voir lentement s'effacer aujourd'hui. La pierre retourne à sa signification première. Les Dieux néolithiques habitent toujours les tabernacles d'aujourd'hui et, si les hommes les parent des chatoiements de leur espérance du moment, c'est parce qu'ils sentent bien, dans leur for intérieur, que ni leurs ordinateurs, ni leurs accélérateurs de particules ne répondront jamais à leurs véritables questions.

PLAN DE L'OUVRAGE

Ce livre a l'invraisemblable prétention d'être à la fois simple et complet. Pour certains il ne sera ni l'un ni l'autre, pour d'autres, il sera trop simple ou trop léger. Partant du principe, comme mon bon ami Jean de la Fontaine me le disait encore, dans un de ces pâles instants où les fables sont plus vraies que la réalité, "qu'on ne peut contenter tout le monde et son père" (Le Meunier, son fils et l'âne) je le donne en offrande à la gourmandise ou à la voracité des lecteurs qui voudront bien y goûter, que ce soit pour le déguster ou le déchiqueter, car ceci n'est alors plus mon affaire.

Cet ouvrage est divisé en cinq parties, inégales quant à leur longueur, équilibrées quant à leur importance. Ceci donnera la liberté au lecteur de les aborder dans l'ordre qui lui convient le mieux quitte à revenir quand il le voudra sur tel ou tel point particulier.

Dans la première partie nous aborderons les éléments de base, à savoir, tout d'abord les aliments, suivis de "la petite histoire de la vie", autrement dit des mécanismes proprement fabuleux de l'apparition de la vie.

La deuxième partie traite des phénomènes d'adaptation constante du vivant dans son écosystème, à savoir : les "barrières douanières de la vie" (muqueuse intestinale et membrane cellulaire) ainsi que l'équilibre acido basique

La troisième partie est consacrée à l'agression de l'environnement, aux radicaux libres et à "l'apparent paradoxe de l'oxygène".

Nous envisagerons les maladies de l'alimentation (cardiovasculaires, cancer, diabète gras) dans la quatrième partie.

La cinquième partie abordant enfin les conclusions pratiques qu'on peut tirer de notre étude, à savoir : les comportements alimentaires et le mode de vie, les leçons des grandes études (en particulier SuVi Max) puis l'optimisation micronutritionnelle personnalisée.

PREMIÈRE PARTIE

CHAPITRE 1
LES ALIMENTS

EN FAIT, QU'EST-CE QU'UN ALIMENT ?

Un dictionnaire nous apprendra doctement qu'aliment vient du Latin "alere" qui veut dire nourrir. On s'en doutait. Il nous dira aussi qu'est aliment toute nourriture nécessaire à l'entretien de la vie. Vaste programme donc que celui de l'aliment. Il n'y a pas que le cuissot de chevreuil de notre vieux copain Cro-Magnon, il y a aussi, d'une certaine façon tout au moins, l'air que nous respirons, sans l'oxygène duquel nous ne pourrions brûler nos calories et les convertir en travail pour notre alchimie biologique.

L'aliment se caractérise par la qualité et la quantité nutritionnelle qu'il apporte. Il nous fournit l'énergie nécessaire à l'entretien de la vie et les matériaux indispensables au remodelage et à l'adaptation permanente de notre corps.

Est-il utile de dire que l'aliment doit être le plus atoxique possible et nous épargner, autant que faire se peut, germes pathogènes, virus, parasites et pollution phytosanitaire.

Répondre à ces exigences, c'est déjà beaucoup demander. C'est pourtant loin d'être suffisant et il y a autre chose de plus subtil qui fait partie intégrante de l'aliment. Bien malgré lui il faut le reconnaître, un dictionnaire du XIXe siècle éclaire cependant notre lanterne et ce, par une voie tout à fait inattendue. Sa définition du mot "marin" vaut son paquet d'embruns : "homme peu civilisé, servant à la manœuvre des navires et se nourrissant principalement d'alcool et de tabac" ! Bien que ce ne soit pas exactement celle que nous donnerions aujourd'hui, cette définition n'est pas entièrement fausse car, si on sait maintenant que l'alcool et le tabac ne sont guère des aliments pour le corps, l'auteur a pressenti qu'ils l'étaient d'une certaine façon pour l'âme bien en peine du marin embarqué sur le trois mâts barque en route pour Valparaiso ou le terre-neuvas ballotté dans la houle grimaçante de l'Atlantique nord. C'est de la dimension affective et spécifiquement humaine de l'aliment qu'il s'agit ici. Elle est proprement vitale. Les civilisations premières le savaient. Les Inuits dont nous parlions tout à l'heure remercient le phoque ou la baleine et communient spirituellement avec la Nature. Comme les Indiens, comme les Chinois des premiers temps qui accordaient les cinq saveurs avec ce que nous avons improprement traduit par les cinq "éléments"[5]. Quant à nous, à l'évidence, nous mangeons. Sans plus. Tout seuls à la table de l'Univers, et sans rien partager avec lui alors que nous lui devons tout.

Ces propriétés fondamentales de l'aliment sont liées au pur plaisir qu'il apporte et qui dépend, pour une part, de ses qualités organoleptiques, et pour l'autre, du lien que nous avons intimement établi dès notre plus tendre enfance entre celles-ci et des situations affectives gratifiantes.

Vers la fin du Moyen Âge, l'empereur Frédéric II, désireux de mettre fin à la question essentielle, à savoir quelle était la langue originelle de l'humanité, l'hébreu ou le grec, fit une expérience qui est passée à la postérité. Il a fait mettre en nourrice des nouveaux nés abandonnés. Mais les femmes qui leur donnaient le sein avaient pour consigne formelle de ne jamais leur parler. L'expérience fut concluante mais ne répondit pas à la question : les enfants moururent tous[6]. On a besoin d'amour quand on naît chez les hommes. C'est même la première qualité dont l'aliment doive être le vecteur. D'ailleurs toutes les religions ont sacralisé le repas, le partage qu'il implique, la sympathie envers l'autre et envers soi-même qu'il suggère. Nous savions tout cela car nous le ressentions dans toutes nos fibres quand, tout petits nous tétions le sein maternel, mais notre éducation, en nous coupant de notre corps et de notre vécu, a presque réussi à nous le faire oublier.

Sans sa dimension hédoniste et proprement amoureuse, l'aliment n'existe pas.

On a fait des expériences quelque peu cruelles avec des petits singes à qui on donnait deux mères de substitution : un mannequin en fer qui distribuait de la nourriture et une peluche stérile qui ne donnait rien. Quand on effrayait les pauvres cobayes, ils se réfugiaient vers la peluche. Face au danger, "l'aliment affectif" l'emporte sur l'aliment physique. On a aussi besoin d'amour quand on naît chez les singes.

Croire que notre alimentation ne regarde que notre système digestif comme ont trop eu tendance à le faire les nutritionnistes, conséquence de l'isolement de la recherche spécialisée, est une grave erreur. En fait, par l'intermédiaire de nos organes des sens qui tous sont impliqués, elle met en jeu notre intellect, notre culture, nos sensations, notre affectivité et les pulsions les plus archaïques de notre cerveau reptilien. Nous mangeons tous les jours la petite madeleine de Proust que nous croyons naïvement avoir désiré alors que, dans une large mesure, c'est elle qui nous a choisi.

Qu'il s'agisse de viande, de légumes, de céréales ou de fruits, et même si nous ne sommes aucunement au fait de la biochimie, nous avons une claire conscience de ce qui est dans notre assiette. Notre expérience est suffisante à cet égard depuis que nous sommes tout petits et nous nous en contentons. Il en est ainsi depuis des milliers d'années et, pourquoi pas, ça aurait pu continuer encore longtemps comme ça. Mais la véritable Belle au bois dormant, c'est la science. Elle semble assoupie, parfois pendant des siècles, elle ne fait que rêver en attendant, elle aussi, son prince charmant. Dans le domaine qui nous intéresse, celui qui l'a réveillée, c'est Antoine Laurent de Lavoisier. Il a tout juste eu le temps d'inventer la chimie moderne, de décrire les mécanismes de l'oxydation, capitaux en biologie, la production de la chaleur animale et sa relation avec la respiration, avant d'être guillotiné par une révolution somptueusement imbécile qui déclarait n'avoir "pas besoin de savants"[7]. Peine perdue pour ces juges suicidaires, un quart de siècle plus tard en 1823, Eugène Chevreul publiait les *Recherches chimiques sur les corps gras d'origine animale.* La réaction en chaîne était amorcée, rien ne l'arrêterait plus. En 1853, Claude Bernard décrit la fonction glycogénique du foie et le rôle du pancréas dans la pathogénie du diabète sucré. En même temps, Marcellin Berthelot synthétise les corps gras naturels et quand Mendeleïev publie la *Classification Périodique des Éléments Chimiques* en 1879, tous les ingrédients sont sur la paillasse des laboratoires pour décrypter les formidables métamorphoses de la biologie du vivant.

Les études sérieuses pouvaient enfin commencer, on allait voir ce qu'on allait voir. Or deux surprises de taille attendaient les biochimistes. En 1894, Gabriel Bertrand remarque

que la laccase, une enzyme de l'arbre à laque, perd ses capacités d'oxydation au fur et à mesure que sa teneur en manganèse diminue. Mais elle les reprend quand on réintroduit un sel de ce métal. L'activité de cette enzyme est donc dépendante du manganèse mais celui-ci ne doit être présent qu'en quantité infime. Outre que la découverte de la complémentarité fonctionnelle du couple enzyme-métal met pour la première fois en évidence le rôle proprement vital des catalyseurs biologiques que sont les métaux, leur teneur extrêmement faible témoigne de **l'importance de toute une micro alimentation totalement méconnue jusqu'alors**. Après avoir nommé ces éléments les "infiniment petits chimiques" Gabriel Bertrand crée le terme, toujours d'actualité, d'**oligo-éléments**. Une autre série d'expériences allait corroborer celle-ci. Pour déterminer le plus exactement possible les besoins en différentes catégories d'aliments : sucres, graisses et protéines, il convenait de travailler avec des produits exempts d'impuretés. Or, c'est précisément en enlevant des impuretés que Casimir Funk remarque que ses cobayes et autres souris plus ou moins volontaires pour contribuer à l'essor de la science, ont tendance à se faire porter pâles et, si on insiste vraiment, à mourir d'une maladie ressemblant furieusement au Béribéri qui sévit en Extrême Orient. Le curieux de la chose est que si on réintroduit l'impureté, les animaux reprennent du poil de la bête dans tous les sens du terme. À l'évidence, "l'impureté" n'en est pas une. À l'analyse, cette substance qui, par parenthèse, se trouve en quantité pondérale tout à fait négligeable elle aussi, se révèle être une amine, composé azoté que Wurtz avait déjà décrit en 1849 sans en soupçonner le rôle. Comme cette amine est indispensable à la vie, Funk la nomme tout bonnement "**vitamine**". On était en 1910. Il venait de découvrir la vitamine B1. Depuis on a trouvé de nombreuses autres vitamines qui ne sont pas toutes de structure amine mais, le mot ayant fait fortune, la communauté scientifique est comme tout le monde, elle ne crache jamais sur la richesse, fut-ce sur celle d'un mot. Actuellement ceux qui se bourrent de vitamines sans réellement les connaître n'ont pas une pensée pour ce brave Casimir dont ils n'ont jamais entendu parler, mais le plus enviable et le plus orgueilleux destin de l'homme est peut-être de laisser son œuvre à l'humanité sans se croire obligé d'y laisser son nom.

L'existence de telles substances était pourtant soupçonnée depuis longtemps et quand, le 26 août 1768, James Cook appareille de Plymouth pour un voyage qui va le mener jusqu'en Australie, il sait qu'il faut la prise d'un citron par homme et par jour au bout de deux mois de navigation car ce fruit de soleil possède le pouvoir quasi magique de protéger les marins du scorbut, maladie mortelle qui a décimé plus d'équipages que les naufrages et les boucaniers réunis. Cette connaissance, garante de la vaillance des équipages, était d'ailleurs considérée comme un secret d'état et, au temps des guerres napoléoniennes, l'Amirauté française l'ignorait encore. Quant au fait qu'il eut suffi que les commerçants napolitains refusent de vendre leurs citrons aux Anglais pour que nous gagnions la bataille de Trafalgar, je n'en suis pas tout à fait certain. À la fin du XVIIIe siècle on se doute déjà que la substance vitale contenue dans un doigt de jus de citron n'est pas tout à fait comparable aux aliments traditionnellement connus et ce, ni dans par les quantités, ni par les propriétés.

On a donc affaire à deux éléments distincts et cependant complémentaires dans notre alimentation :

– ce qui se voit dans notre assiette, ce qui se palpe, se goûte et se sent, autrement dit les macro aliments ou aliments pondéraux

– et les micro nutriments, impalpables, invisibles et cachés qu'il faut savoir débusquer, comme les fraises des bois dans les forêts des Vosges.

Or, étonnant paradoxe, les aliments pondéraux ne sont pas tous indispensables, ou du moins peuvent, dans une certaine mesure, se remplacer les uns les autres.

Les Inuits ont une alimentation presque exclusivement carnée, mais on peut tout aussi bien vivre en étant végétarien. L'organisme peut fabriquer ses propres protéines à partir des protéines animales comme des protéines végétales. Il peut produire sa propre énergie en partant des glucides, des lipides et, dans les cas extrêmes, des protéines.

Les aliments pondéraux sont, dans une large mesure, interchangeables.

Par contre, les micro nutriments (vitamines, minéraux et acides gras essentiels) sont spécifiques et, par là même, non interchangeables.

On ne peut pas remplacer la vitamine C par de la vitamine D, ni du Zinc par du Potassium, de la vitamine E par de la vitamine K, ni du Fer par de l'Iode. Vitamines et minéraux ont en effet un rôle spécifique. Ce sont des cartes à puce moléculaires qui donnent accès à des mécanismes biologiques précis et si ce que codent les uns pouvait être décodé par les autres, l'anarchie la plus complète déstructurerait les fonctions et toute vie élaborée serait impossible.

Cela complique un peu les choses, mais les éclaire aussi en mettant en évidence le rôle discret mais vital de l'aspect micro nutritionnel de l'alimentation. Aussi n'est-il n'est pas besoin d'être grand clerc pour pronostiquer l'importance majeure que prendra la micro nutrition dans la médecine de demain, qu'elle soit préventive ou curative.

De Lavoisier à Funk, c'est-à-dire en à peine plus d'un siècle, partis de rien et avec des moyens matériels dérisoires, quelques hommes ont ainsi tout découvert, j'allais dire tout inventé, au sens de l'inventeur d'un trésor, grâce à leur esprit scientifique mis au service de leur intuition, autrement dit, grâce à leur génie. Au xxe siècle, le progrès technique a été fulgurant mais les hommes l'ont payé au prix exorbitant de deux guerres mondiales et, pendant des décennies, il n'a guère été question de faire des recherches dans le domaine nutritionnel d'autant qu'il n'y avait pas de demande réelle, la vision manichéenne de l'humanité la scindant en deux catégories : les bien portants qui dépendaient de la table familiale et les malades qui appartenaient aux médecins. Ainsi n'est-ce que depuis une vingtaine d'années que la médecine a timidement commencé à s'intéresser à un domaine qu'elle n'estimait digne que des ménagères et des cuisiniers. Elle a tout à y gagner.

Se rappeler que :

Les “macro éléments”: sucres, graisses et protéines peuvent avoir plusieurs origines, animale ou végétale. Par exemple, les céréales associées aux légumes secs peuvent remplacer la viande, comme les graisses peuvent se substituer au sucre.

Par contre les “micro éléments”, c'est-à-dire les Vitamines, les Minéraux et les Acides Gras Polyinsaturés à longue chaîne sont spécifiques de métabolismes précis. Ainsi, jamais un minéral n'en remplacera-t-il un autre, ni une vitamine une autre vitamine et, a fortiori, jamais un minéral ne remplacera une vitamine ou un acide gras, comme jamais un acide gras ne remplacera une vitamine ou un minéral.

Cette "micro nutrition" est donc proprement essentielle.

Toute subcarence engendre des désordres plus ou moins graves et toute carence vraie est incompatible avec le maintien de la vie.

LES ALIMENTS

Classification Étude Description

Les aliments étant des produits complexes, leur classification n'est pas si évidente.

Ainsi peut-on envisager, entre autres :

I. Une classification selon leur origine : animale et végétale.

On distingue ainsi sept familles :

1. Le lait et les produits laitiers
2. Les viandes, poissons et œufs (qui représentent l'apport protéique ou azoté)
3. Les céréales et les féculents (glucides "lents" et protéines)
4. Les graisses ou corps gras (lipides)
5. Les légumes et les fruits (fibres, vitamines, minéraux)
6. Les sucres et produits sucrés (glucides "rapides")
7. Les boissons.

C'est la classification la plus "naturelle". Il s'agit de l'aliment dans le sens propre du terme.

II. Une classification biochimique :

1. Les sucres (glucides)
2. Les acides gras (lipides)
3. Les acides aminés (protéines)
4. Les minéraux, oligoéléments et vitamines.

Où on envisage plutôt les nutriments contenus dans les aliments.

Ces deux approches sont complémentaires, aussi prendrons-nous routes serpentines et chemins de traverse, empruntant sans vergogne aux deux selon nos besoins. Ainsi sauterons-nous allègrement les graisses et les sucres du chapitre aliment pour n'en parler qu'avec les nutriments.

LE LAIT

Il paraît logique de commencer l'étude de l'alimentation par le lait car, si les nourritures des hommes varient considérablement, le lait maternel est ce qui les unit tous par delà l'espace et le temps. Jules César, Bouddha, vous et moi, tous ceux du passé et tous ceux à venir ont, d'une certaine façon, tété le même sein.

Le lait est le seul aliment véritablement complet. Il est donc champion toutes catégories, que ce soit en glucides, lipides, protides, vitamines et minéraux et constitue, par là même, une classe alimentaire à lui seul[8].

Mais le baleineau, le chevreau, le chaton, le poulain, le petit veau ou le bébé humain sont très différents les uns des autres. Ils ont des besoins en acides gras et en protéines qui ne sont pas identiques et c'est pourquoi **la composition du lait est spécifique de l'espèce**.

Et ce qui nous intéresse au premier chef, ce sont les différences entre le lait de femme et celui de vache.

LES PROTÉINES DU LAIT DE VACHE

Le lait de vache contient trois fois plus de protéines que le lait de femme.

En effet, il doit permettre au petit veau de prendre 130 kilos en un an.

Pour l'être humain, les protéines du lait de vache sont déséquilibrées en acides aminés essentiels (c'est-à-dire en acides aminés que nous ne savons pas synthétiser) : elles sont riches en lysine et pauvres en méthionine.

Les protéines du lait de vache comprennent :

les caséines, la β lactoglobuline et l'α lactalbumine.

– les caséines représentent 80 % des protéines du lait de vache.

Ce sont : l 'α s1 caséine, l'α s2, la κ, la β, la γ1, γ 2 et γ 3.

L'association de toutes ces protéines fait qu'elles se comportent comme une molécule poids lourd. Une enzyme complexe, la présure, est parfaitement adaptée à leur fragmentation et à leur digestion. Or la présure n'est sécrétée que par l'estomac du veau. L'homme ne dispose pas de protéases (les "ciseaux") adaptés à leur découpe

L'homme est d'ailleurs le seul mammifère adulte qui continue à boire du lait, tous les animaux se sevrant naturellement. Le "veau de lait", spécialité française, ne continue à téter sa mère que parce qu'on lui impose le port d'une muselière. L'homme est aussi le seul à boire le lait d'une autre espèce. En France, 20 % des gens savent pertinemment qu'ils digèrent très mal le lait. Quant aux autres, ils ont un certain degré d'indigestion qu'ils ignorent car, la plupart du temps, ils ne ressentent pas de symptôme particulier. Cependant la palpation et la percussion de leur abdomen montrera un point douloureux, un tympanisme ou l'association des deux sur le colon droit ou gauche, signant une colite et un dysmicrobisme intestinal, ce qui a toujours des conséquences sur le plan de la santé.

– la β lactoglubuline est spécifique du lait de vache. Elle est donc, par là même absente du lait de femme. Et c'est ce caractère qui fait qu'elle peut être à l'origine d'intolérance, voire d'allergie.

– l'α lactalbumine, de petit poids moléculaire, est, quant à elle, facilement digestible.

Le Docteur Jean Seignalet a mis en lumière un fait important, à savoir que **les protéines du lait de vache**, de par leur structure différente des protéines humaines, **non seulement sont difficiles à digérer par le nouveau né, mais agressent aussi la muqueuse intestinale**. Irritées, les cellules peuvent perdre leur étanchéité et laisser passer des fractions protéiques non correctement préparées et découpées par les enzymes. C'est alors l'induction d'un processus immunitaire dirigé contre les protéines bovines. Mis anormalement en état d'alerte dès le début de la vie, le système immunitaire aura tout le temps, avec les multiples agressions qui surviendront par la suite, de basculer vers la riche cohorte des maladies auto-immunes et des pathologies dégénératives[9].

LES PROTÉINES DU LAIT DE FEMME

– il y a trois caséines (α, β et κ), et seulement en proportion de 20 %.

– et il y a surtout 65 % de protéines de lactosérum ou petit lait.

C'est le lait de l'espèce humaine qui en contient le plus. Très solubles et donc très digestes, ces protéines ont un rôle fondamental. Elles apportent des acides aminés essentiels et interviennent dans la synthèse du lactose, contribuant ainsi à la fermentation lactique et à son effet antibactérien et eutrophique[10] sur la fragile muqueuse intestinale de l'enfant. Enfin, les immunoglobulines, (principalement des IgA) forment une barrière fluide protectrice contre tout ce dont la mère est elle-même immunisée, ainsi que contre les germes dont elle est porteuse dans son intestin. Quant au colostrum, sécrété dès les toutes premières tétées et pendant quelques jours, il assure lui aussi une protection passive.

LES LIPIDES

La quantité de lipides varie beaucoup selon les tétées et, au cours d'une même tétée, du début à la fin. Serait-il alors plus judicieux, comme certains le préconisent, d'abandonner l'ancienne habitude, qui paraissait pourtant logique, à savoir donner le sein par tranches de 5 mn, en changeant chaque fois de côté, pour donner un seul sein à chaque tétée ? C'est en tout cas beaucoup plus inconfortable pour la mère et quasiment inapplicable.

Chez la vache, la quantité de lipides varie du simple au double selon de multiples critères : âge, race, saison, pâturage ou étable, stress ou vie de nabab. Ceci n'a pas d'importance en pratique car le lait, qu'il soit complet ou demi écrémé, a une teneur lipidique normalisée. Quant au lait écrémé, il n'en contient évidemment pas.

Si lait de femme et lait de vache se retrouvent quantitativement assez proches en lipides, qualitativement, leurs divergences sont considérables. La teneur en acides gras essentiels est double dans le lait de femme. Le lait de vache n'a que le huitième d'acide linoléique et seulement des traces d'acide alpha linolénique. Or celui-ci est essentiel au développement du cerveau du fœtus, du bébé et de l'enfant. Quant aux acides gamma linolénique, arachidonique et cervonique, ils sont carrément absents. Ce sont des carences majeures. Et voilà pourquoi votre fille est muette ou, plus exactement pourquoi les enfants passés trop tôt au lait de vache non "maternisé" ont des retards de développement psychomoteur, leur cerveau n'ayant tout simplement pas eu les matériaux nécessaires pour se construire. Ces acides gras polyinsaturés sont effectivement indispensables à la fabrication des gaines de myéline entourant les neurones comme à leur capacité à multiplier les synapses[11], c'est-à-dire en fait, à devenir fonctionnels. Les Pouvoirs Publics ont pris vaguement conscience d'une évidence qui était connue depuis un quart de siècle par ceux qui prêtent quelque attention aux faits et à l'expérience clinique. Il faut dire que les bébés des ministres sont rarement nourris au lait UHT, auquel on ne peut cependant rien reprocher car il n'a jamais été conçu pour l'alimentation des nourrissons. Actuellement cependant, l'information commence à mieux circuler dans le public et les industriels enrichissent à tout va les produits les plus divers en acides gras polyinsaturés et particulièrement en ω3 (oméga 3) lait et œufs par exemple.

En pratique, se rappeler que :

L'enfant a besoin d'un lait "croissance", c'est-à-dire enrichi en acides gras polyinsaturés des chaînes ω3 et ω6, selon la proportion de un sur cinq à un sur six, jusqu'à l'âge de trois ans révolus.

LES GLUCIDES

Le lait de femme contient deux fois plus de **lactose** (galactose + glucose) que le lait de vache. Ceux qui connaissent les granulés homéopathiques ont en mémoire son goût doucereux car ces granulés sont faits avec du lactose. En se transformant en acide lactique sous l'action de la lactase intestinale, il joue un rôle majeur dans les phénomènes de fermentation lactique qui, comme nous venons de l'évoquer, se révèlent être essentiels à la digestion, l'absorption et la protection de la muqueuse intestinale. Le lactose est important aussi pour l'assimilation des minéraux et oligoéléments qui, eux-mêmes, sont les clés de l'activité enzymatique. Il a cependant un pouvoir osmolaire très élevé et, par l'appel d'eau qu'il induit, il est responsable des classiques selles molles du nourrisson nourri au sein.

Quant au **galactose**, il est indispensable à la formation des gaines de myéline entourant les neurones car, si ceux-ci ont cessé de se multiplier dès la fin du quatrième mois de la vie intra utérine, c'est sous la sollicitation pressante de l'apprentissage qu'ils vont accroître le nombre de leurs synapses. C'est là que réside ce qu'on peut qualifier de prodige adaptatif du cerveau humain. C'est en tout cas ce qui en fait un objet unique dans tout le monde vivant. Mais ce prodige est fragile et, comme il est un temps pour les semailles et un temps pour les moissons, il est un temps pour sa construction et un temps pour son apprentissage. Une carence en éléments essentiels au moment critique de la vie intra utérine[12] ne sera pas rattrapable, tout comme un trop grand retard dans un apprentissage. C'est pourquoi il est si difficile d'apprendre à lire à vingt ans, pourquoi les "enfants loups" ont tant de mal à parler et pourquoi les enfants à qui n'a pas été donnée la possibilité de bénéficier d'un environnement familial et social aimant et structurant ont bien moins de chance que les autres d'être tout simplement heureux.

Mais la nature n'ayant pas prévu que nous soyons nourris au sein jusqu'à l'âge adulte, la lactase (l'enzyme qui coupe le lactose en galactose et glucose) diminue fortement, voire, pour certains d'entre nous, disparait vers la fin de l'adolescence. Et c'est cette carence en lactase qui est à l'origine de l'intolérance au lait. Il ne faut d'ailleurs pas confondre allergie et intolérance. L'allergie met en jeu un processus immunitaire inadapté qui agresse l'individu. L'intolérance vient de l'impossibilité de découper correctement la molécule de lactose (le sucre du lait) en ses deux molécules constitutives (glucose et galactose) par déficience d'enzyme.

Or les différentes populations mondiales sont très diversement touchées par ce phénomène sans qu'on en connaisse les raisons. Si, en France comme en Europe du Nord, 20 % des gens présentent une intolérance au lait, 70 à 80 % de la population africaine, orientale et sud américaine en sont atteints, de même que les Indiens d'Amérique du nord.

LES SELS MINÉRAUX

Le lait de vache est trois fois plus minéralisé que le lait de femme.

Il contient entre autres trois fois plus de Sodium (attention aux reins, surtout chez l'enfant).

Le fer du lait de vache, mal pris en charge par sa protéine de transport, est beaucoup moins bien absorbé que celui du lait de femme. Le fer libre devient alors un élément très oxydant et très inflammatoire.

Contenant aussi trois fois plus de calcium mais ayant un rapport calcium/phosphore déséquilibré (pour nous, bien sûr), le lait de vache a parfois réussi la performance d'induire un rachitisme. C'est d'autant plus surprenant qu'il contient aussi vingt fois plus de vitamine D que le lait de femme. Dans les années soixante, dans les crèches marseillaises, région où pourtant l'ensoleillement est bon, des bilans radiologiques des membres inférieurs mettaient parfois en évidence de "magnifiques rachitismes" chez des enfants nourris au biberon. C'était le "rachitisme floride" qui touchait des enfants particulièrement grassouillets mais aussi particulièrement décalcifiés !

Entrave aussi cette absorption la caséine dont nous venons de parler au chapitre des protéines. L'acidité de l'estomac la fait précipiter sous forme d'un sel : le caséinate de calcium qui, étant éliminé avec les selles, élimine aussi le calcium.

Au total, **le calcium du lait de vache est, dans le meilleur des cas, absorbé à cinquante pour cent**. Heureusement d'ailleurs car la quantité massive de calcium contenu dans ce lait (toujours prévu pour fabriquer le squelette d'un bœuf) transformerait les reins des buveurs en fossiles de pierre du plus bel effet mais sans réelle capacité de fonctionnelle.

Contrairement à la logique la plus simplette, le fait qu'un aliment contienne beaucoup d'un élément n'est en aucun cas garant de sa biodisponibilité[13]. Un exemple tout à fait clair, statistiquement probant et qui commence d'ailleurs à être connu, est celui des Asiatiques. En Extrême Orient, le lait étant culturellement considéré comme un sous produit animal, on n'en consomme pas et on ne fabrique pas de fromage. Pourtant les Japonaises (qui ont été la population la mieux étudiée) ont presque deux fois moins d'ostéoporose que les occidentales. Pour être tout à fait exact, il faut dire que beaucoup d'habitudes alimentaires sont différentes, elles mangent beaucoup plus de poisson et cent à mille fois plus de soja. Quant à celles qui émigrent aux États Unis, elles gardent, dans une large mesure, leurs habitudes alimentaires traditionnelles, mais leurs filles se mettent à l'alimentation nord américaine et rattrapent le taux d'ostéoporose de leur pays d'adoption.

Mais le "progrès" tel que nous l'entendons, à savoir l'exportation de notre mode de vie au mépris des cultures locales, n'ayant pas de limite, des supermarchés regorgeant de produits occidentaux s'ouvrent partout en Extrême Orient. Avec "l'american way of life", les Orientaux sont priés de remiser leur bol de riz au musée de l'alimentation néolithique. C'est méconnaître leur sagesse mais, pour les jeunes en tout cas, l'introduction de nos plats préparés et des laitages ne sera pas sans conséquences sur leur santé. Rendez-vous à la prochaine génération.

Aux États-Unis, deux études portant sur 120 000 personnes suivies pendant vingt ans, l'étude des Infirmières et celle des Professionnels de Santé, conduites par l'École de Santé Publique d'Harvard à Boston, ont montré que les **femmes qui consomment beaucoup de laitages ont deux fois plus de risque de fractures liées à l'ostéoporose que celles qui en consomment peu**. Cet effet d'une forte consommation de laitages est encore inexpliqué mais certain. Les hommes ne sont pas en reste non plus : ceux qui consomment beaucoup de laitages ont un risque accru de cancer de la prostate. Les auteurs de ces études ne cachent pas leur inquiétude concernant les "incitations actuelles à consommer davantage de laitages et de calcium". Ils concluent : "Les recommandations nutritionnelles ne devraient pas être suivies par le public" !

Petite anecdote néolithique : madame de Lumley, par l'étude des stries sur l'émail des dents, a montré que les premières caries dentaires sont apparues lorsque l'homme a modifié son alimentation de chasseur cueilleur et a commencé à consommer des céréales et des laitages[14].

Vous pouvez vous jeter sur une barre chocolatée ou sur un whisky pour vous remettre du stress de ce que vous venez de lire, mais vous encourrez alors surpoids ou alcoolisme. La vie est parfois bien difficile.

Conclusion : **buvez du lait si vous l'aimez, mais ne vous forcez pas à le boire pour son calcium. Vous absorberez mieux celui du fromage et bien mieux celui des légumes, frais ou secs**. Et oui, il y a du calcium dans le sol : absorbé par les végétaux, il devient alors biodisponible et c'est pourquoi nos sympathiques amies les vaches font des squelettes qui soutiennent leurs six cents kilos en ne broutant que de l'herbe.

Enfin je reviendrai encore une fois à nos vénérables ancêtres. Pendant plusieurs milliers d'années l'homme n'a pas bu de lait de vache. Il ne doit probablement pas être indispensable à sa survie.

LES VITAMINES

Le lait de vache frais contient pratiquement toutes les vitamines mais, là encore, en proportion déséquilibrée par rapport au lait de femme (rappelez-vous, vingt fois plus de vitamine D, mais cinq fois moins de vitamines A, E et C). D'ailleurs, sa simple manipulation détruit déjà sa faible réserve en vitamine C. Le lait demi-écrémé ne contient plus du tout de vitamines liposolubles. Les autres disparaissent au cours de la stérilisation. Elles sont donc rajoutées et tout dépend de ce qu'on veut bien y mettre. À noter qu'on ne rajoute pas que des vitamines. Selon les laits, on rajoute souvent du fer avec les inconvénients potentiels que nous venons de voir. Enfin, on enrichit souvent le lait avec des acides gras polyinsaturés, ω3 surtout. Ceux-ci n'étant nullement fabriqués par la vache, on lui donne des tourteaux de lin qui en contiennent beaucoup et se retrouvent dans son lait.

Ainsi le lait est-il devenu un produit plus industriel qu'animal. Certes, on ne risque plus une contamination tuberculeuse en en buvant. Il a cependant perdu la variabilité adaptative du vivant. Il a toujours les mêmes qualités et les mêmes défauts, la même sapidité et le même goût. La vache qui l'a produit en voudrait-elle pour son veau ? Cette notion organoleptique qui paraît secondaire est en fait essentielle pour le bébé. Le lait de femme change de composition, de consistance et de goût selon l'alimentation maternelle. Il change aussi au cours d'une même tétée. Cette diversification précoce donne des enfants plus ouverts sur le plan alimentaire comme sur celui de l'appétit de la vie. Ils sont plus hédonistes, plus curieux de la diversité. Quant aux autres, habitués à des rations molles, sucrées et calibrées, monotones en quantité comme en qualité, ils seront fins prêts pour passer naturellement aux rations molles, sucrées, calibrées et monotones des fast food. Car se nourrir au sein a quelque chose de la chasse de notre brave Cro-Magnon : la tétée est une performance d'athlète de haut niveau car le lait est loin de couler comme le beaujolais nouveau le dernier jeudi de novembre et, si bébé s'endort, c'est autant parce qu'il est épuisé que parce qu'il est rassasié. Psychologiquement le message est clair : il faut se battre pour survivre. À peine sorti du ventre de sa mère, l'enfant apprend d'une façon indélébile, c'est-à-dire par l'expérience vécue dans son corps et dans son affectivité, qu'il n'est aucun niveau où on puisse se structurer sans la puissance du combat et sans l'aide de l'amour. Message reçu cinq sur cinq dans la tétée au sein. Message inaudible avec le biberon qu'on doit freiner pour ne pas étouffer l'enfant. Accessoirement, ou peut-être pas si accessoirement que ça, cette athlétisme de la succion est un facteur nécessaire au développement harmonieux des mâchoires et du bas du visage et les orthodontistes auront moins à intervenir sur des arcades dentaires trop étroites pour les dents qu'elles portent.

Enfin plusieurs études épidémiologiques ont mis en évidence l'effet protecteur du risque de surpoids et d'obésité chez l'enfant nourri au sein[15]. C'est un avantage essentiel dans un monde où ces symptômes sont en train de devenir une véritable pathologie qui concerne la santé publique.

En guise de conclusion quant à l'alimentation du nourrisson, après l'engouement pour l'allaitement artificiel, on a fini par se rendre compte que, comme le disaient mes Maîtres en pédiatrie, **le lait de vache est fait pour les veaux**. Est-il utile de préciser que la qualité du lait de la mère dépend directement de la qualité de son alimentation. Selon le principe qui veut que la plus belle maman du monde ne puisse donner que ce qu'elle a, si elle est carencée en acides aminés ou en acides gras essentiels, elle ne pourra les donner à son enfant. Notons aussi que l'organisme maternel doit être prêt, c'est-à-dire sans carence, dès la conception. On prépare la chambre du bébé des mois avant sa naissance avec des tas de jolis gadgets qui font tant plaisir aux parents, mais on prête moins d'attention à son environnement nutritif intra utérin. C'est pourtant lui qui lui permettra de faire une œuvre d'art inégalée : ses galaxies neuronales et son devenir unique dans l'histoire de l'humanité.

Le lait maternel est et restera pour longtemps encore l'alimentation optimale du nourrisson. Sans compter, précisait un pédiatre particulièrement observateur, que le sein est sa présentation la plus agréable. Aujourd'hui, une mère sur deux allaite son enfant et ce, pendant une durée moyenne d'un mois. D'après l'OMS deux ans seraient nécessaires ! C'est beaucoup et il ne semble pas réaliste d'en demander autant aux mamans dans le monde occidental. Six mois seraient déjà très bien. Quoiqu'il en soit, les prises de conscience sont lentes, surtout parmi les médecins car le gynécologue ne s'occupe pas du bébé et le pédiatre ne s'occupe pas de la mère. Juste après la naissance, la mère et l'enfant sont pourtant une entité symbiotique et c'est à elle qu'il faudrait apporter toute notre attention. C'est le rôle du médecin de famille, mais cette espèce non protégée est en voie de disparition. Quant au généraliste, il n'est pas formé pour ça et aurait, paraît-il, d'autres chats à fouetter.

LES TRAITEMENTS DE CONSERVATION DU LAIT

Quand j'étais petit ma grand mère faisait bouillir le lait. Aux vacances, cousins et cousines rassemblés, nous étions parfois très nombreux et la quantité à faire bouillir était impressionnante. La brave femme s'asseyait alors devant la grande cuisinière à bois et attendait patiemment. Mais, au bout d'un certain temps, elle se levait immanquablement pour faire quelque tache urgente. Erreur fatale ! C'est ce moment précis que le lait choisissait pour déborder. J'étais fasciné par le machiavélisme de cet étrange breuvage auquel, par parenthèse, aucune étude scientifique sérieuse n'a jamais été consacrée, et j'attendais, intrigué, l'empoignade inégale de la sainte femme avec la marmite qui ronronnait indécemment de malignité et de plaisir.

En plus, j'ai appris beaucoup plus tard que cette ébullition gargantuesque ne stérilisait rien (il faut une bonne dizaine de minutes d'ébullition pour stériliser le lait) ! Elle ne faisait que détruire les vitamines et saturer le peu d'acides gras insaturés présents. Comment s'étonner alors que ma génération soit celle de l'infarctus ?

À côté de ce procédé épique, il y a aussi :

• ***La pasteurisation***

Mise au point par Pasteur (bien évidemment) pour couper la route de la transmission de la tuberculose du bovin à l'homme. Ce n'est pas une stérilisation. Elle diminue simplement le nombre de certains germes, dont le bacille de Kock. Conclusion : le lait pasteurisé doit être bouilli (dix minutes).

• ***La stérilisation***

Comme son nom l'indique, il n'y a plus de germes. Ex : le lait UHT (ultra haute température). Même résultat avec l'upérisation où la stérilisation est faite à la vapeur.

• ***Le lait concentré***

Pasteurisé et homogénéisé, il n'est pas stérile et doit être utilisé tout de suite après préparation.

• ***Le lait en poudre***

Préparé comme le café en poudre, en général lyophilisé (dessiccation poussée sous vide) ou homogénéisé : passage forcé (sous une pression de plusieurs tonnes !) à travers un filtre micrométrique (en métal "fritté"), les particules de lipides sont réduites de 5 μ à 0,1 μ, ce qui améliore grandement leur digestibilité. Le lait en poudre représente la meilleure façon de conserver et de transporter le lait. Le seul impératif est, bien sûr, de le diluer avec de l'eau potable. Si ce n'est guère un problème en occident, c'en est un, vital, dans le tiers monde. Aux Indes, des diarrhées parfois mortelles ont été provoquées par un lait dilué avec de l'eau contaminée.

LES PRODUITS LAITIERS

Ils comprennent :

– les yaourts

– les fromages

– le beurre.

• *Les yaourts*

Ils sont fabriqués à partir de lait stérilisé fermenté grâce à des ferments lactiques le "lactobacillus bulgaricum" (rappelez-vous le légendaire yaourt bulgare à qui on a attribué plus de centenaires qu'il n'y avait de Bulgares). Il transforme le lactose en acide lactique. Ou le "streptococcus thermophilus", voire le "bifidobacterium longum". Plus connu sous le nom de bifidus, cette bactérie qui fait partie de la flore saprophyte de l'intestin, améliore la digestibilité et le transit. Les yaourts, où protéines et lactose sont déjà prédigérés, sont infiniment plus digestes que le lait et ont un effet très bénéfique sur l'écologie du milieu intestinal et sur la modulation immunitaire, comme tous les produits qui ont subi une transformation lactique.

• *Les fromages*

On fabrique le fromage par précipitation de ses protéines, en faisant "cailler" le lait. Le caillé est ensuite égoutté dans une faisselle, puis affiné, parfois avec le concours de moisissures. Mais seules les grosses molécules coagulent. Surnage alors le petit lait ou lactosérum qui représente 20 % des protéines du lait et qu'on jette ! Ce n'est pas très malin car c'est lui qui contient les protéines ayant les propriétés les plus intéressantes. Étant d'un petit poids moléculaire, leur digestion est facile et, riches en tryptophane, elles sont précurseurs d'un neuromédiateur très important : la sérotonine. Elles ont également des propriétés immunostimulantes, bactéricides, antioxydantes et eutrophiques sur la membrane intestinale.

Ma bonne grand mère ignorait ces dénominations savantes mais, comme toutes les paysannes de France et de Navarre jusque dans les années cinquante, elle connaissait les étonnantes vertus du breuvage. Et c'est ainsi que, chaque fois qu'elle faisait son "caillé", nous buvions du petit lait au propre comme au figuré. Dans les sociétés traditionnelles du Sud et de l'Est de la Méditerranée, on l'a toujours bu aussi et pour les mêmes raisons.

Il y a deux grandes catégories de fromages : les fromages frais ou fromages blancs qui, peu égouttés, contiennent beaucoup d'eau et les fromages dits fermentés.

Énumérer et donner les caractéristiques, même générales, de tous les fromages demanderait une encyclopédie et n'entre aucunement dans le cadre de ce livre, personne ne comptant les pourcentages de lipides, les calories et les sels minéraux rapportés au poids de la portion qu'il met dans son assiette.

- LES FROMAGES FRAIS contiennent 70 à 80 % d'eau. Or la teneur en lipides est exprimée en matière sèche. Un fromage blanc à 60 % de matière grasse contiendra donc 60 % des 40 % de matière sèche c'est à dire, en définitive, moins de 25 % de matière grasse. Il est donc inutile de s'évertuer à prendre des fromages blancs à 0 % qui ne sont plus réellement des fromages mais des protéines pratiquement pures.

Comme tous les fromages, ils sont riches en Sodium (attention au rein et à la rétention d'eau).

Au niveau calories, ils valsent entre 50 et 350 kcals pour 100gr : lisez les étiquettes !

- LES FROMAGES FERMENTÉS compliquent le tableau car, résultat de l'imagination des hommes, ils sont innombrables. On les classe en fromages :

– à pâte molle (Camembert, Brie)

– à pâte dure : non cuite (Cantal, fromage de Hollande) ou cuite (Emmental)

– les fromages avec moisissures (Roquefort, Bleu)

Ils battent souvent des records en sel, en lipides et en calories. Là aussi, regardez les étiquettes, bien que la quantité de sel y figure rarement. Le plus riche en protéines est le Gruyère et le plus riche en calcium est le Parmesan. Rappelons cependant que les protéines du fromage, bien que plus facilement digestibles que celles du lait, ne sont que très moyennement assimilables de par leur indice chimique[16] assez médiocre. Quant au calcium, moins de 50 % sera réellement absorbé. Très appréciés et, par là même, consommés immodérément, les fromages peuvent devenir d'excellents pourvoyeurs des unités de réanimation cardio-vasculaire. Vous pouvez cependant en manger sans problème, en évitant simplement le demi camembert à chaque repas et donnant votre préférence aux fromages de chèvre ou de brebis, sans oublier les yaourts et les "caillés" (dont la présentation ressemble, elle aussi, à des yaourts).

• ***Le beurre***

Le barattage (battage) de 25 litres de crème du lait donne environ 1 kg de beurre. Ne devant pas contenir plus de 15 % d'eau, le beurre est constitué d'acides gras à plus de 80 %. Pour le conserver plus longtemps, on a fait depuis toujours du beurre salé (jusqu'à 10 % de sel) ou demi salé (jusqu'à 5 % de sel).

Dans l'aube hésitante de l'hiver, les tartines de pain/beurre demi-sel/confiture trempées dans le café au lait qui fume sont un de mes plus suaves souvenirs d'enfance, bien que sel, confiture et café au lait voient maintenant leur tête mise à prix dans tous les cabinets de nutritionnistes, en tant qu'association de malfaiteurs.

Procédé plus moderne, le beurre peut être pasteurisé lui aussi.

Il est riche en cholestérol, mais aussi en vitamine A, en calcium, phosphore, potassium et carotène (à qui il doit sa couleur).

Il ne doit jamais noircir à la cuisson et la délicieuse raie au beurre noir peut être considérée comme une délicieuse tentative d'assassinat.

LES PROTÉINES ANIMALES : VIANDE, POISSON & ŒUFS

Ou sources d'apport protéique, dites encore sources d'apport azoté

Les protéines sont les constituants fondamentaux de toutes les cellules animales et humaines. Elles font partie des membranes cellulaires, des hormones, des enzymes, de notre immunité, de notre génome et l'organisme les synthétise par dizaines de milliers chaque jour. Les protéines sont de forme et de poids moléculaire (et donc de grosseur) extrêmement variés. Dans ce qui compose le vivant, elles ont incontestablement la palme de la créativité et de l'originalité la plus débridée. Mais elles "ne tombent pas du ciel" comme avait coutume de le dire un de mes Maîtres (le Docteur Henri Martin). Car il y a dans notre organisme autant de déconstruction que de construction pour en assurer la pérennité. À chaque minute et à chaque seconde elles quittent la cellule qui les a fabriquées (dans ses ribosomes), remplaçant ainsi celles qui viennent mourir (dans les lysosomes)[17]. Si l'organisme les synthétise avec une telle frénésie, c'est parce que toutes ces protéines, de la plus grosse à la plus petite, de la plus simple à la plus complexe, ont une partition très précise à jouer dans la petite musique de vie qui nous anime et doit

Ce sont elles qui font de nous ce que nous sommes. Elles sont notre Jean Sébastien Bach ou notre Louis Amstrong intérieur qui ne ressemble pas au Benjamin Britten, à l'Avrö Part ou au Thélonious Monk du voisin.

Si nous pouvons échanger nos sucres avec ceux de la plante verte du salon et nos graisses avec celles du pingouin de la terre Adélie, nos protéines sont notre carte d'identité strictement personnelle : c'est nous et personne d'autre.

Ce sont les maîtres d'œuvre de la vie en général et de la nôtre en particulier.

participer, sans trop de fausses notes, à la symphonie fantastique de l'univers.

Car la vie, c'est l'impalpable et le permanent qui s'incarnent dans le matériel et l'impermanent.

Elles représentent ainsi plusieurs niveaux d'organisation et, tout d'abord, notre construction et notre mode de fonctionnement héréditaire : c'est l'inné.

En elles s'inscrivent aussi l'empreinte du présent de notre organisme, ainsi que tous les souvenirs et tous les stigmates du passé. Par là même, elles portent, sinon notre avenir, du moins ce vers quoi tend notre physiopathologie ; ce sont les tarots d'une médecine préventive et prédictive qui est actuellement peu connue et peu pratiquée mais qui sera la vraie médecine de demain. C'est la partie immunitaire et adaptative : l'acquis.

Le mot protéine vient d'ailleurs de Protée. Fils d'Amphitrite et de Neptune, il avait le pouvoir de changer de forme, connaissait le passé et l'avenir mais ne le révélait qu'à ceux qui savaient l'y contraindre. Il est difficile de trouver une définition plus adéquate de ce que nous venons de dire et il y a de quoi rester songeur quand on prend conscience qu'elle a plus de deux mille ans. Alors gloire posthume au dieu à torse d'homme et à corps de poisson qui nous rappelle par la même occasion que si notre vie vient de la mer, notre avenir en dépend en grande partie.

Nous pouvons transformer nos glucides en lipides (nos sucres en graisse) et inversement, mais aucun sucre ni aucune graisse ne peut fabriquer une protéine. Il est donc facile de comprendre que, si aucun de nos matériaux de réserve ne peut servir à faire nos protides, ceux-ci doivent obligatoirement provenir de notre alimentation. Donnez nous nos acides aminés quotidiens est encore plus important que donnez nous notre pain quotidien. Touchez en un mot au Saint Père le jour où vous aurez une audience.

LES VIANDES

Elles représentent les meilleures sources protéiques, dans la mesure où c'est sous cette forme qu'elles sont le plus facilement assimilables car leur concentration et leur équilibre protéique (leur indice chimique) est bon. Elles contiennent de 50 à 80 % d'eau et de 15 à 20 % de protéines qui proviennent pour l'essentiel des fibres musculaires.[18]

Elles sont aussi riches en fer, en vitamine B 12 et généralement en acides gras saturés mais leur teneur totale en lipides est cependant très variable selon l'animal et même selon le morceau du même animal. Entre les viandes "maigres" (moins de 10 % de gras) comme le lapin ou la volaille, et les viandes "grasses" (jusqu'à 30 % de gras) comme le mouton ou certaines parties du bœuf, il y a de grandes différences, sans compter celles qui dépendent de leur mode de préparation.

Le délicieux barbecue est générateur de composés remarquablement cancérigènes (les hydrocarbures polycycliques) et une grillade équivaudrait à dix mille cigarettes ! Cependant, la vérité oblige à dire que ces produits n'ont pas le même impact quand ils sont absorbés et quand ils sont inhalés. De toute façon, il est tout à fait souhaitable d'enlever les parties trop brunes et trop grillées car c'est là et dans les couches très périphériques que se concentrent les résidus toxiques. Ne faites pas un barbecue tous les jours pendant vos vacances et, si vous appréciez particulièrement ce mode de cuisson, imitez les Argentins qui font cuire un demi bœuf sur un barbecue vertical : investissez dans ce type d'appareil qui épargnera considérablement votre santé. Effectivement, c'est la graisse de la viande qui, en fondant et en tombant sur les braises est à l'origine des composés cancérigènes. À noter que les viandes fumées ont les mêmes inconvénients que les viandes grillées.

On peut certes être végétarien, mais c'est assez difficile alors de ne pas être carencé et il faut avoir une réelle culture alimentaire pour faire les bonnes associations. C'est cependant la plupart du temps le cas car le végétarisme est en général pratiqué en connaissance de cause par des gens qui investissent réellement dans leur santé et leur qualité de vie. Le sportif a cependant un besoin accru en protéines animales car il est chroniquement carencé en fer. Le sportif de haut niveau qui est végétarien est l'exception qui confirme la règle et la diététique est, chez lui, encore plus importante que chez le concurrent omnivore. Son bilan azoté est à surveiller particulièrement et, outre le fer, la supplémentation en vitamine B12 ne doit pas être oubliée.

Le bœuf et le veau ont un apport intéressant en lysine mais sont relativement pauvres en tryptophane et surtout en méthionine, d'où l'intérêt, comme nous le verrons plus loin, de les associer aux céréales. Ils sont cependant riches en acides gras saturés et apportent autant de graisse que de protéines.

Le pauvre porc a une réputation de cochon or seule sa peau est grasse, pas sa viande. Au village autrefois, quand venait l'heure de le sacrifier, on lui faisait faire sa première et dernière promenade de santé pour qu'il baguenaude à sa guise et se présente sans adrénaline devant le couteau du boucher car le stress, bien compréhensible devant la perspective d'un avenir considérablement écourté, acidifie la viande qui perd ainsi en qualité.

Jeannot Lapin est un charmant petit lutin, surtout le lapin de garenne que je voyais gambader à la tombée de la nuit dans les champs sombres et tranquilles ou que je rencontrais quand je me levais dès potron minet pour aller à la pêche au brochet que je n'ai jamais pris. Il avait pratiquement disparu avec la myxomatose mais s'est manifestement refait une santé puisque qu'on le rencontre jusqu'entre les pistes d'Orly, nullement dérangé par les 747 et autres Airbus cyclopéens. C'est une viande maigre, bien que son taux de lipides dépende de son alimentation. Il est très riche en protéines, en particulier en acides aminés ramifiés : valine et isoleucine. Idem pour la phénylalanine et la méthionine. À ce titre, il est bien accompagné par les légumineuses.

Selon une théorie angélique et naïve, au siècle des Lumières, les volailles étaient considérées comme supérieures aux viandes "terrestres" car leur semblant de vol les rapprochait du ciel. Que dire alors des oiseaux, viandes divines par excellence ? Je ne sais pas si le brave poulet fermier qu'on mange en famille est au courant de sa notoriété passée mais il nous offre une viande avec peu de gras, quelques acides gras essentiels et des protéines de bonne qualité. J'ai dit poulet fermier. Si c'est un poulet provenant d'un élevage industriel, l'aléatoire est possible et tout le monde se souvient du poulet saupoudré de dioxine, probablement pour un essai toxicologique grandeur nature. Fermier ou pas, il est indispensable d'enlever la peau après cuisson. D'une part parce qu'elle est trop grasse, d'autre part parce qu'elle concentre les composés aromatiques cancérigènes, surtout si la cuisson a été faite au gril, dans la cheminée ou au barbecue.

Le canard est aussi une viande maigre. Mais il n'y a aucune commune mesure entre l'animal qui patauge dans la cour de la ferme et qui ne peut choisir sa nourriture et le canard sauvage. Quant à la graisse de canard qui fait de si bons confits et de si merveilleux cassoulets, elle a un bon équilibre en acides gras, y compris les polyinsaturés. Elle protège benoîtement nos coronaires au grand dam des Américains qui ne se sont toujours pas remis de l'iniquité du “french paradox”.

Accusés de véhiculer bien malgré eux la grippe aviaire, le canard et le poulet sont régulièrement mis au banc de la société culinaire, bien que, cuite, leur viande soit stérile et donc parfaitement mangeable car la cuisson est le pire ennemi des virus.

La dinde pour laquelle Noël a toujours représenté une grande angoisse est aussi une viande maigre.

Le cheval est, dit on, la plus noble conquête de l'homme. Ce n'est pourtant pas pour ça qu'on qualifie aussi sa viande de noble mais parce qu'elle a gardé les qualités ancestrales qu'elle avait quand les Solutréens[19] en faisaient leur festin, allant jusqu'à briser les os pour goûter la substantifique moelle. Elle fait la transition avec les gibiers. Non seulement elle est moins grasse que le bœuf, mais ses acides gras sont polyinsaturés. Elle contient aussi deux fois plus de fer héminique, très bien assimilé et on l'employait pour lutter contre la "chlorose" des jeunes filles romantiques et languissantes au XIXe siècle. Elle est riche en un acide aminé ramifié indispensable à la contraction musculaire : la leucine. C'est entre autres pour cette raison qu'un cheval court plus vite qu'un bœuf. C'est la viande du sportif. On la mange grillée ou en viande hachée. Elle a un goût doucereux un peu surprenant car elle est riche en glycogène[20] (toujours pour pouvoir courir car c'est le mode de stockage du sucre, seul aliment du muscle dans l'effort) ce qui, allié à cette image noble de l'animal, est probablement une des causes de sa faible consommation.

Quant à la cuisson, elle va engendrer les "réactions de Maillard" : réactions d'une extrême complexité entre les sucres provenant du glycogène, les acides aminés et la créatine qui vont dégager plusieurs centaines de composés volatils qui savent si bien flatter les narines. Cependant, le brun roux qui les accompagne traduit une oxydation, donc une altération du produit.

LES POISSONS

Ils représentent une source majeure de protéines d'excellente qualité avec, par rapport à la viande, deux atouts importants : leur digestibilité ainsi que leur équilibre en acides aminés essentiels qui est meilleur. C'est pourquoi, pendant des millénaires et encore aujourd'hui, les poissons ont permis la survie de toutes les populations vivant au bord de la mer.

Ils contiennent de 15 % (pour le merlan), à 25 % de protéines (pour le thon) et sont riches en histidine, un acide aminé semi essentiel qui, étant la source de la production d'histamine, peut donner des réactions de type allergique.

Sur les douze mille espèces recensées, la vingtaine qui se retrouvent sur les étals sont classées en deux grandes catégories : les poissons maigres, ou poissons blancs (loup, daurade, morue ou cabillaud, truite) et les poissons gras (sardine, anchois, maquereau, saumon, thon, anguille). Aux extrêmes, la teneur en lipides varie considérablement, de 0,5 % à 20 %. Entre les deux, on peut éventuellement insérer les demis gras : baudroie, rouget, flétan.

Quoi qu'il en soit, le plus gras des poissons est plus maigre que la plus maigre des viandes et surtout ses lipides sont très différents. Il s'agit essentiellement de triglycérides, d'acide oléique (monoinsaturé), d'acides gras polyinsaturés : **EPA ou acide eicosapentaenoïque et DHA ou acide docosahexaenoïque. Ils se trouvent dans les poissons gras et ces noms quelque peu barbares désignent pourtant des éléments vitaux pour toutes nos membranes cellulaires, en particulier celles de nos neurones et de nos vaisseaux**. Ces lipides qui réussissent le tour de force de ne pas faire grossir sont aussi antiagrégants et antiathérogènes, pour autant cependant qu'ils aient assez de molécules antioxydantes à leur disposition pour assurer leur propre protection, car un acide gras polyinsaturé oxydé devient toxique à son tour. Ceci est un bon exemple de **la complémentarité indispensable entre tous les éléments micro nutritionnels** de l'alimentation. Si vous faites un "régime" pour perdre du poids et si vous ne mangez que des poissons maigres sur lesquels vous ne mettez que trois gouttes d'huile, voire pas d'huile du tout comme je l'ai parfois vu, vous ferez certes de bonnes protéines mais elles ne vous serviront pas à grand chose car vous tuerez allègrement vos neurones et, si ces expériences se renouvellent régulièrement car vous aurez repris du poids, vous vous dirigerez d'un pas de sénateur vers une démence sénile du plus bel effet. Alors, **mangez du**

poisson gras sans hésiter et à volonté. Sachez cependant que le plus gras des poissons ne vous apportera que ce qu'on lui aura permis de prendre, c'est-à-dire que si un saumon n'a pas brouté dans sa folle jeunesse les prairies marines et le plancton de la mer du Nord mais les granulés indéterminés des fermes d'élevage, il y a peu de chance qu'il regorge d'acides gras essentiels (E P A et D H A). **Il faut donc du saumon de ligne** qu'on trouve parfois avec un peu de chance aux rayons des supermarchés. À noter cependant que, sous la pression des consommateurs, les élevages se mettent peu à peu à enrichir la nourriture des poissons en oméga 3.

Enfin les poissons sont riches en sels minéraux, phosphore et sodium (pour les poissons de mer), en vitamines du groupe B et en vitamines liposolubles vitamine A et D. Les chers bambins d'aujourd'hui n'ont plus la joie de goûter au charme suranné mais roboratif de l'huile de foie de morue. Les poissons contiennent cependant peu de fer.

Ils sont enfin peu caloriques : 60 Kcal pour 100 gr de poisson maigre, jusqu'à 200 Kcal pour les poissons gras.

Il vaudrait mieux manger le poisson cru, mariné dans du jus de citron, de l'huile d'olive et des épices car ceci préserve les protéines solubles qui sont perdues au moment de la cuisson. Pour les inconditionnels du barbecue, rappelons que, encore plus que pour la viande, il est quasi indispensable d'utiliser un barbecue vertical et qu'il faut enlever la peau grillée ou même simplement roussie.

N'oublions pas les fruits de mer, excellentissimes car mangés crus. Ils apportent de l'iode (surtout les violets), nourriture des thyroïdes épuisées des ménagères de plus ou moins cinquante ans qui tiennent stoïquement la barre puis finissent par rendre les armes devant le stress de la vie moderne, les espoirs poignardés et les non dits étouffants[21].

LES ŒUFS

Non contents d'être à l'origine de la lancinante question philosophique, à savoir lequel des deux est l'origine de l'autre : l'œuf ou la poule, les œufs sont remarquables de par **leur proportion en acides aminés essentiels qui en fait une source protéique à peu près parfaite**. C'est d'ailleurs pour cette raison qu'ils ont été choisis comme protéine de référence : on leur a attribué (arbitrairement) un indice chimique "idéal" de 100, les autres protéines ayant donc des valeurs moindres, tout au moins à l'époque où cela a été fait. Bien qu'actuellement on ait trouvé des sources protéiques qui ont des valeurs supérieures, on n'a pas modifié les indices.

L'œuf contient presque 75 % d'eau et autant de protéines que de lipides : 12,5 % chacun.

Le blanc d'œuf est constitué d'une grande quantité d'eau et de protéines : l'albumine. Protéines au nom quelque peu barbares, les phosphoglycoprotéines (protéines associées à du sucre et à du phosphore), riches en un acide aminé, la Proline.

Mais il contient aussi des facteurs inhibiteurs des protéases, c'est-à-dire des enzymes qui "découpent" les protéines en acides aminés. Il ne faut donc pas gober un œuf cru, son blanc est indigeste.

Le jaune est constitué de phosphoprotéines, de lipoprotéines et de protéines solubles. Il est riche en Lysine, Tryptophane et Méthionine. C'est le bétacarotène (provitamine A) qu'il contient qui est responsable de sa coloration. Il contient aussi les autres vitamines liposolubles : D, E et K, ainsi que des vitamines du groupe B et du Phosphore.

Il y a autant de lipides que de protéines (7 à 8 grammes chacun) et 400 mg de cholestérol pour 100 grammes mais on peut augmenter de façon significative la teneur en acides gras polyinsaturés en jouant sur l'alimentation de la poule, par exemple en lui donnant des tourteaux de lin.

Bien que les œufs puissent être contaminés au moment de la ponte, il ne faut pas les laver avant de les conserver, cela rendrait la coquille poreuse et ils s'oxyderaient[22].

LES CÉRÉALES ET LÉGUMINEUSES

Les Romains vouaient un culte à Cérès, déesse de l'agriculture et de la civilisation. C'est dire s'ils étaient conscients de la filiation essentielle qui reliait l'une à l'autre. Aujourd'hui, le mot céréale nous rappelle le souvenir de celle qui est venue nous apprendre, bien avant Pangloss, que la véritable sagesse était de cultiver notre jardin.

Céréales et légumineuses sont des cousines germaines qu'on différencie par l'apparence de leur fruit.

À part le sarrasin ou blé noir dont les Bretons font de si succulentes galettes (appelées improprement crêpes par ceux qui envahissent leurs plages au mois d'août), les céréales sont des graminées, c'est-à-dire des plantes dont les fruits sont des graines. Pour ceux qui y tiennent vraiment, ils sont dits en caryopse, terme botanique et savant pour désigner quelque chose de simple : un fruit sec entouré d'un tégument.

Chaque céréale bénéficie du "jus soli" (le droit du sol) et chaque partie du monde est à l'origine de l'une ou de l'autre.

Pour l'Ancien Monde .... le Blé, le Sarrasin, le Seigle, l'Avoine et l'Orge.

Pour l'Asie .... le Riz, bien sûr.

Pour le Nouveau Monde .... le Maïs.

Pour l'Afrique Noire .... le Mil, le Millet, le Sorgho.

Les légumineuses, quant à elles, sont des plantes dont le fruit est contenu dans une gousse qu'on dénommait autrefois "légume", d'où leur nom actuel. Ce sont : les Pois, les Pois Chiches, les Haricots, les Lentilles, la Luzerne, le Soja et le Lupin.

Les racines des légumineuses, vivant en bonne compagnie de bactéries symbiotiques qui ont la remarquable propriété de fixer l'azote, les légumineuses parviennent ainsi à fabriquer un taux appréciable de protéines.

C'est ce qui les différencie essentiellement des céréales et c'est ce qui explique qu'au Jurassique supérieur, de douces bestioles pouvaient avoir la taille d'un immeuble de cinq étages et peser le poids d'un wagon de chemin de fer, rien qu'en passant leur journée à papoter en broutant des champs de luzerne.

Le point commun entre céréales, légumineuses et légumes secs est leur forte teneur en amidon, sucre complexe qui, comme tous les polysaccharides à longue chaîne, n'a pas de saveur sucrée. Il constitue la forme de stockage énergétique chez les végétaux comme le glycogène l'est chez l'homme, les animaux et, facétie de la nature, les champignons !

LES CÉRÉALES

Elles sont pauvres en un acide aminé essentiel : la Lysine et riches en Méthionine. C'est le contraire pour les légumes secs. **Il est donc judicieux d'associer céréales et légumes secs dans le même repas** (environ deux fois plus de céréales que de légumes secs) pour éviter les carences dues au facteur limitant. C'est d'ailleurs ce qu'ont fait toutes les sociétés traditionnelles : semoule de blé dur et pois chiches pour le couscous au Maghreb, riz et lentilles aux Indes, maïs et haricots rouges au Mexique, Amérique centrale et du sud, farines et lentilles au Cachemire. Partout l'homme a pallié du mieux possible aux déséquilibres de ce qu'il trouvait dans la nature, survivant plus ou moins bien, mais survivant tout de même dans des milieux souvent très défavorables. Est-ce que Cérès lui avait aussi appris cela ?

Une céréale se présente comme une graine protégée par une enveloppe :

– le tégument : capsule fibreuse principalement composée de cellulose, très longues chaînes non digérables par l'homme et donc inassimilables

– l'amande : composée principalement d'amidon.

Des protéines y sont mélangées dans :

– la partie périphérique (l'aleurone), ainsi que des vitamines hydrosolubles.

– le germe ou partie reproductrice, qui est composé de lipides et de protéines, toutes deux d'excellente qualité.

Il contient aussi des vitamines liposolubles et hydrosolubles.

LE BLÉ est principalement formé de :

– 60 à 70 % d'amidon glucide complexe, fait de centaines de molécules de glucose. Pour pouvoir être digéré, l'amidon doit être préalablement cassé par la cuisson.

– 2 % d'acides gras polyinsaturés au niveau du germe. Par là même, l'huile de germe de blé, le germe de blé et les farines qui en contiennent beaucoup sont très sensibles à l'oxydation

– des vitamines liposolubles A et E, hydrosolubles B, du fer et différents minéraux.

– deux familles de protéines, au niveau du germe et dans l'aleurone : les glutelines et les prolamines parmi lesquelles se trouvent les gliadines, responsable de l'intolérance au gluten dont la forme majeure est la maladie cœliaque. De nombreux cas sont apparus suite à l'introduction trop précoce des farines dans l'alimentation du nourrisson. Cependant, les formes frustes sont beaucoup plus fréquentes qu'on ne le pensait jusqu'ici, il y en aurait au moins 10 % de cas dans la population française. Comme les troubles qu'elles occasionnent ne sont pas caractéristiques, on ne pense pas souvent à les rechercher. On peut pourtant les détecter par le dosage d'anticorps spécifiques (antiendomysium et antigliadine). Elles ont des conséquences insidieuses qui peuvent parfois être très néfastes, allant jusqu'à déclencher des maladies auto-immunes. Le seigle, l'orge et l'avoine sont, eux aussi, susceptibles de donner de telles intolérances.

C'est cependant le gluten qui, permettant la fermentation, permet aussi à la pâte de lever, donc, de faire du pain. Avec les céréales sans gluten : riz, maïs et sarrasin, on ne peut pas faire de pain.

Riche en acides aminés soufrés, le blé est pauvre en Lysine.

Il y a bien longtemps de cela, un bon Docteur comme on n'en fait plus actuellement avait deux ravissantes petites filles : Flore et Aline. Il conçut pour elles une semoule de blé dur à laquelle il donna leurs deux noms et qui compensait la faible teneur en méthionine du lait (de vache), alors que celui-ci modérait la faible teneur en lysine du blé. Cela dira sûrement quelque chose aux plus anciens.

Le problème de l'Acide Phytique

L'Acide Phytique (ou Inositol Hexaphosphorique pour les intimes), est un composant de toutes les céréales. Doué de la malheureuse propriété de complexer les sels minéraux, il va s'associer avec les ions divalents, calcium ou magnésium par exemple, avec lesquels il donnera des phytates de calcium ou de magnésium. Or, pratiquement insolubles car très stables et nos cellules n'ayant pas d'outil pour les "casser", ces composés ne sont pas utilisables par l'organisme et seront éliminés par les selles. Il en est de même pour le fer (du lait par exemple) qui est en grande partie éliminé sous forme de phytate de fer.

Le pain complet contient un peu plus d'acide phytique que le pain blanc.

On n'a pas réussi jusqu'à présent à ôter l'acide phytique des céréales.

Lors du blutage du blé, disparaissent d'abord le son (les fibres), puis les vitamines B, les lipides, les sels minéraux et enfin les protéines. La teneur en amidon est la seule à croître, parallèlement à l'index glycémique. Ainsi le pain blanc n'est-il plus qu'une nourriture sans saveur comme sans odeur (à tel titre qu'on vaporise des bombes odoriférantes dans les dépôts de pain), sans qualité nutritive autre que l'agression de ses sucres rapides[23]. Apparaissent alors les caries, l'obésité, le diabète et leur inséparable co-morbidité.

Une précision pour celles et ceux qui font attention à leur ligne et qui favorisent les biscottes et autres pains grillés plus ou moins exotiques : ils contiennent plus de sucre et de lipides que le pain (10 % de plus environ). Alors, pour ne pas grossir, il vaut mieux du pain complet ou semi complet, selon vos capacités digestives, car les fibres peuvent poser des problèmes de fermentation chez ceux qui ont une flore intestinale déficiente[24].

Le blé tendre est utilisé pour faire le pain.

Le blé dur est utilisé pour faire les pâtes, tout au moins en France. En Italie, elles sont faites avec de la farine de blé tendre.[25]

La semoule est de la farine de blé dur, elle est utilisée pour faire le couscous. Le pil pil est précuit. Quant au boulgour, la pré germination le rend plus léger à digérer.

Après avoir été un des piliers de notre civilisation, le blé voit sa consommation diminuer constamment depuis plus deux siècles (diminution de plus de 50 % au cours du XXe siècle). Pendant les guerres napoléoniennes, le seul aliment qu'assurait l'intendance était le pain (deux pains complet et un blanc). Pour le reste, l'armée s'approvisionnait sur le terrain ! Erreur stratégique : en Russie la politique de la terre brûlée et le général hiver ont décimé la Grande Armée.

Actuellement, le blé est victime de la hantise des kilos superflus. Pour les obsessionnels de la question, il apporte environ 250 kcal pour 100 grammes, comme 75 grammes de riz ou de pâtes. Il est certain que la consommation d'une trop grande quantité de pain blanc est un facteur de surpoids, d'obésité et de diabète de par son index glycémique[26] trop élevé (plus de 70).

Très préoccupant aussi, comme tous les aliments industriels, il est beaucoup trop salé. Les accidents cardio-vasculaires diminuent parallèlement à l'abaissement des chiffres de la pression artérielle sans qu'il y ait de limite inférieure. Or les chiffres tensionnels sont en rapport direct avec la consommation de sel comme l'a démontré le docteur Pierre Méneton de l'INSERM. Malgré plusieurs rapports alarmants, ce n'est qu'après leur médiatisation que le Ministère de la Santé a courageusement ouvert son parapluie en demandant à ce que cette teneur soit progressivement réduite ans dans les années qui viennent.

LE RIZ ou la meilleure des céréales.

Contrairement au blé, il ne contient pas de gluten et c'est une qualité essentielle qui le rend particulièrement adapté à tous les troubles de malabsorption intestinale, souvent plus ou moins liés à cette protéine. Quant au nourrisson, plus tard les farines de blé seront introduites dans son alimentation, moins il aura de chance (si on peut dire) de se sensibiliser au gluten. Il est donc prudent de commencer la diversification alimentaire par des farines de riz qui ne présentent aucun danger sur ce point là.

Il est entouré de téguments très épais : la paille de riz. Indigérable, on l'élimine par vannage. On enlève aussi la partie cellulosique, la balle, pour obtenir le riz blanc, mais on supprime par la même occasion beaucoup de vitamines et de protéines qui, comme pour le blé, sont en périphérie de l'amande. En Extrême-Orient, c'est quand on s'est mis à manger du riz blanc, donc raffiné, qu'est apparu le béribéri, maladie mortelle due à la carence en vitamine B1. Saluons à nouveau la perspicacité de Casimir Funk, "inventeur" des vitamines qui guérit le béribéri expérimental avec des extraits de paille de riz. **Comme pour le pain, il vaut donc bien mieux manger du riz complet ou semi complet**. Au contraire du riz blanc qui, ne contenant pas de fibres, ralentit le transit intestinal, eux ont une action régulatrice sur le transit et sur l'écologie de tout le milieu intestinal.

Traditionnellement, en Afrique, on trempe le riz dans l'eau avant toute autre manipulation. Ceci permet la pénétration des vitamines périphériques dans l'amande. Pour une fois on s'est inspiré de cette tradition, c'est le riz étuvé (la perte des vitamines B n'y est que de 10 % contre 50 % sans trempage).

Le riz peut aussi être "précuit", la pré cuisson faisant éclater l'amidon qui, comme pour le blé, doit cuire pour pouvoir être digéré. Il peut enfin être "poli" par des meules en feutre pour lui enlever son aspect légèrement poudreux.

Comme le blé, il est carencé en Lysine. C'est cependant la céréale la plus complète, celle dont la préparation est la plus facile. Son index glycémique, entre 66 pour le riz complet et 72 pour le riz blanc est un peu inférieur à celui du blé. De plus **son temps de vidange gastrique est plus long**, ce qui fait que, **consommé complet ou semi complet et associé à des légumes, c'est un aliment bien équilibré et qui ne fait pas grossir** car la montée de la glycémie est lente.

LE MAÏS

Originaire d'Amérique du Sud, il a été introduit en Europe par les Espagnols. Mal équilibré, il a cependant permis aux Incas et autres populations Aztèques de s'établir pendant des millénaires sur de vastes territoires pas franchement propices à l'éclosion de civilisations prospères et pérennes.

Comme le riz avait été à l'origine de la découverte de la vitamine B1, le maïs l'a été pour la vitamine PP, dénommée ainsi car sa carence entraîne la pellagre (ou maladie des trois D : dermatose, diarrhée, démence). Mais la maladie ne sévissait que dans des lieux bien précis. Or, dans certaines régions, avant de faire les galettes (tortillas), il était de tradition de mélanger la farine de maïs avec de la chaux. Et ces régions étaient indemnes de pellagre ! Cette préparation induit la transformation de la provitamine (le niacinogène) en vitamine. Actuellement la vitamine PP (ou encore niacine) a été classée dans le groupe B et est devenue la vitamine B3. À noter qu'elle peut aussi être synthétisée par les lactobacilles intestinaux à partir du tryptophane, à condition que l'écosystème intestinal soit fonctionnel et qu'il y ait assez de tryptophane dans l'alimentation. Or il est souvent limite, voire en carence. **D'où l'intérêt de compléter la ration protéique en associant maïs et haricots rouges**.

C'est un exemple assez extraordinaire où une optimisation nutritionnelle se fait à deux niveaux, celui de la transformation de la provitamine en vitamine active et celui de l'association de deux sources d'acides aminés. Les Indiens qui ignoraient bien sûr la notion de vitamine comme celle d'acide aminé, n'en avaient pas moins trouvé la seule parade possible aux graves carences de leur alimentation.

L'optimisation micro nutritionnelle ne date pas d'hier !

Il contient peu de lipides (5 %), mais ils sont polyinsaturés, donc de bonne qualité. Il est aussi très insuffisant en protéines, carencé en tryptophane et en choline et trop riche en sucres.

Le **MILLET**, le **SEIGLE**, le PETIT **ÉPAUTRE** (qui est l'ancêtre du blé), l'**AVOINE** et le **SARRASIN** sont aussi des céréales. Le sarrasin, ou blé noir, n'ayant pas de gluten, ne peut pas lever et donc ne peut être employé en panification. Il se rattrape largement en permettant de faire de succulentes galettes que les Bretons ont fait connaître au monde entier.

LES LÉGUMINEUSES ont une teneur en protéines tout à fait notable, de l'ordre de 20 à 30 %. Elles sont riches en Lysine et pauvres en Méthionine, ce qui les rend, de ce fait, **complémentaires des céréales**. Elles contiennent aussi du fer en quantité appréciable (à titre de comparaison, autant qu'un beefsteak) et des vitamines du groupe B, ce qui fait que, au vu des connaissances actuelles, le petit fils de Popeye choisira certainement les lentilles ou les pois chiches à la place des épinards. Faisant partie intégrante de la graine, les fibres ne peuvent donc pas être supprimées ni même réduites. Elles ont cependant un rôle essentiel à jouer dans la digestion et, si beaucoup de personnes les digèrent assez mal, c'est que l'alimentation moderne a quasiment supprimé les légumineuses de nos assiettes. Les réintroduire est donc vécu comme une agression par notre écosystème intestinal très fragilisé.

On voit très souvent de charmantes vieilles personnes se plaindre de "ne plus rien digérer du tout". Et c'est tout à fait exact : au fil des ans, elles ont supprimé toutes les fibres, ne mangeant pratiquement plus que de la viande rouge, du riz blanc et des pommes de terre, sans légumes, sans fruits et, bien sûr, sans légumineuses. Elles luttent cependant stoïquement contre constipation, ballonnements et coliques et le rééquilibrage de leur flore intestinale ainsi que la guérison de leur muqueuse digestive est un combat de longue haleine qui est loin d'être gagné d'avance.

Les principales légumineuses :

LES LENTILLES sont citées dans la Bible et chez les Égyptiens, c'est dire leur âge canonique. Elles sont riches en sucres, en protéines et en vitamines B1, B2 et B3 (ancienne vitamine PP), toutes trois indispensables à la bonne utilisation du glucose, et donc de l'énergie, par les cellules. **À associer principalement au maïs**, dont on se souvient que la vitamine B3 est peu disponible. Quant aux sucres, étant donné la richesse en fibres, ils seront absorbés en douceur, la courbe d'augmentation de la glycémie montant lentement (autrement dit, ils ont un index glycémique bas).

Les lentilles ont la réputation d'être un mets assez quelconque. Si vous avez l'occasion de goûter une soupe de lentilles finement passées avec céleri, poireaux, jambon cru, crème fraîche (et oui !) et avec, tant qu'on y est, de fins copeaux de foie gras émincés dans l'assiette avant de servir, vous changerez probablement d'avis.

LES HARICOTS se présentent sous forme de :

– haricots à écosser (haricots blancs ou lingots ou encore cocos, haricots verts ou flageolets et haricots rouges).

– mangetout dont la cosse est comestible.

LES FÈVES sont consommées sur tout le pourtour du bassin méditerranéen. Cependant, le favisme, endémique lui aussi dans ces régions, dû à une carence enzymatique, et pouvant donner des troubles graves voire mortels, a jeté une suspicion sulfureuse sur cette modeste légumineuse dont l'origine remonte pourtant au néolithique.

LES POIS CHICHES grands classiques, eux aussi du pourtour méditerranéen. Dans le traditionnel couscous, ils compensent la carence en lysine de la semoule de blé dur qui, elle, apporte la méthionine qu'ils n'ont pas en assez grande quantité. Ils contiennent aussi une quantité non négligeable de protéines. **Avec des légumes, ils forment ainsi un plat complet** et particulièrement convivial.

LES POIS. C'est dans les années 1850, dans la douceur pastorale du jardin botanique du monastère de Brno, en Tchécoslovaquie, que le moine autrichien Johann Mendel, en religion frère Gregor, a découvert les lois de l'hérédité par des expériences, en particulier sur les petits pois. Comme toujours quand on est trop en avance sur la mentalité de son époque, ses publications ne rencontrèrent aucun écho auprès des scientifiques qui préféraient voir les petits pois dans leur assiette plutôt que dans leur binoculaire. Ses travaux ne furent reconnus qu'un demi siècle plus tard. Il n'est cependant pas impossible que Frère Gregor soit actuellement botaniste en chef dans les jardins du Bon Dieu.

Quoiqu'il en soit, les pois ont, eux aussi, deux familles :

– les pois à écosser

– les mangetout.

Ils sont riches protéines et en sucres. On sent d'ailleurs très bien leur saveur sucrée car ils contiennent des hydrates de carbone à courte chaîne et non de l'amidon. Ils contiennent aussi de la provitamine A et plusieurs vitamines : E, C, B3. Leur valeur nutritive est donc très importante.

LE SOJA est, nous apprend Jean Marie Pelt, une variante asiatique du haricot. Originaire de Chine, il a mis longtemps à franchir les barrières de l'Europe et est encore peu employé chez nous. C'est pourtant la légumineuse qui a la plus forte proportion de protides, 50 % environ, mais surtout il contient tous les acides aminés indispensables en proportion d'ailleurs convenable. Il présente donc une alternative réelle à la viande est peut être important dans l'alimentation de demain quand les milliards d'hommes qui peupleront la terre ne pourront pas tous se payer du bœuf charolais tous les jours, d'autant que, loin d'appauvrir le sol, sa culture enrichit la terre en azote[27].

Le soja est aussi riche en lipides (jusqu'à 20 %) mais pauvre en glucides et en calcium, ce qui n'empêche pas que les Asiatiques qui en mangent une grande quantité (entre cent et mille fois plus que nous) aient moins d'ostéoporose et moins de cancer du sein que les occidentales. Il est vrai que ce n'est pas la seule différence, en Extrême-Orient, on mange aussi beaucoup plus de poisson.

Il contient aussi des vitamines du groupe B et de la vitamine E.

On trouve aussi le soja présenté sous forme de tofu. C'est un caillé de "lait" de soja, dont la recette est connue en Chine depuis plus de deux mille ans. Lui aussi peut remplacer la viande.

Jean Marie Pelt nous apprend enfin que le “Haricot Mungo”, présenté comme étant du soja, n’en est pas en réalité !

LES PROTÉINES VÉGÉTALES

Ce qu’il est important de retenir, c’est que **l’association des céréales et des légumineuses annule leurs carences respectives en acides aminés essentiels**. Bien qu’ayant une biodisponibilité plus basse que les protéines animales (c’est-à-dire plus difficilement assimilables), elles peuvent cependant les remplacer.

L’industrie alimentaire fait d’ailleurs un large usage des protéines végétales qu’elle extrait des céréales (blé, maïs), des légumineuses (luzerne, pois, fève) et des graines des oléagineux (colza, tournesol, arachide, soja).

Elles sont utilisées :

– dans les steaks hachés et les hamburgers “maigres” où, incorporées dans des proportions de 10 à 50 %, elles permettent de diminuer le taux de lipides (il n’y a pas, naturellement, de steak à 5 % de matière grasse). Elles y apportent en plus leurs acides aminés soufrés dont la viande est assez pauvre.

– dans les charcuteries où, là aussi, elles diminuent la teneur en lipides, dans les jambons “reconstitués”, ainsi que dans les plats cuisinés, les assaisonnements et, en règle générale, les produits allégés.

– comme substitut de repas par les personnes désirant perdre du poids, par les sportifs et les vieillards ou les malades qui sont en hypo protidémie, ainsi que dans les “barres” coupe faim qui s’auto qualifient bien immodestement de “diététiques”.

– plus surprenant : dans les viennoiseries où leurs lipoprotéines apportent le goût et la sapidité des lipides !

LES FRUITS ET LÉGUMES

Avant d'être condamné à gagner sa vie à la sueur de son front, pour avoir voulu goûter le fruit de l'arbre de la Connaissance, le brave Adam avait été promu jardinier de l'Eden. Discuter de la légitimité de l'interdiction faite à un jardinier de cueillir le fruit le plus tentant de son verger nous entraînerait malheureusement hors des limites reconnues de la diététique et de la nutrition. N'ayant d'ailleurs aucune compétence concernant le domaine si particulier de la culture maraîchère paradisiaque, nous laisserons aux spécialistes unanimement reconnus le soin de trancher avec toute l'autorité requise cette épineuse question.

Contentons nous de ce qui est sûr, du moins jusqu'à aujourd'hui, à savoir que nous avons commencé par être des chasseurs cueilleurs. Les fruits et les légumes sauvages étaient donc, avec un peu de viande ou de poisson, notre première nourriture. Ils ont subi bien des métamorphoses et bien des avatars avant d'arriver jusqu'à nous et, sur un marché de Provence, les hommes qui ont si magnifiquement décoré la grotte Cosquer ne reconnaîtraient plus rien. Des mariages heureux et des divorces lamentables se sont faits entre les différentes espèces maraîchères, il y a eu des drames, des enfants adultérins, des lignées royales et d'autres sans espoir de descendance. Les savants qui, comme chacun sait, ne parlent jamais comme tout le monde, (sinon comment saurait-on qu'ils sont savants ?) appellent cela des hybridations. Elles ont été faites il y a très longtemps, en vérité aux temps mythologiques, par les dieux de l'époque : le vent, le soleil et l'eau, secondés par leurs émissaires, les oiseaux, les abeilles et les insectes qui transportaient les graines ou le pollen, les mélangeaient et les disséminaient. Plus tard, bien sûr l'homme a fait de même, il a arrangé des unions, officialisé des maîtresses, interdit des alliances, bref façonné son verger selon ses besoins, ses goûts et sa fantaisie. Si nous mangeons du pain ainsi que n'importe quelle autre céréale, fruit ou légume d'aujourd'hui, et tout bonnement si nous sommes encore là, c'est grâce à la formidable capacité de biodiversité de la nature.

LES LÉGUMES

Tous les légumes sont très riches en eau, de 80 % à plus de 90 %. Ils sont aussi riches en oligoéléments, minéraux et vitamines. Leur apport en **Potassium** est notable, (rappelons-nous que, si nous absorbons trop de Sodium, nous manquons de Potassium), ainsi que leur apport en **Calcium** (pour le brocoli, le persil, le cresson, le pissenlit) et, pour certains, en Fer. Pour ceux qui peuvent se manger crus, ces éléments ne sont pas altérés si leur consommation est proche de leur cueillette. Quant aux autres, il faut les faire cuire le moins possible.

Les **légumineuses** sont les seules à être riches en **protéines** (de 18 à 25 %).

Enfin, les légumes sont riches en **fibres** et ce, de plus en plus au cours de leur maturation et de leur vieillissement. Ces fibres régulent le transit digestif et servent d'aliments aux lactobacilles, ces éléments capitaux de l'écologie intestinale sans lesquels la vie n'est pas possible. Voir à ce propos les exemples historiques, pour nous en tout cas, du choléra qui tuait en quelques jours, le vibrion cholérique altérant gravement la flore intestinale. À Marseille, au XIXe siècle, des épidémies récurrentes qui survenaient tous les dix à vingt ans ont fait disparaître des milliers de personnes et fourni à Jean Giono le thème romanesque du "*Hussard sur le toit*".

Les fibres ont aussi un rôle d'éboueurs. Elles entraînent avec elles les cellules desquamantes de la muqueuse, endroit où le renouvellement cellulaire est extrêmement actif et nettoient ainsi la lumière intestinale, d'autant qu'elles contribuent à piéger les germes pathogènes et les acides gras insaturés qui sont ainsi évacués avec les selles.

Quant à la classification des légumes, elle est assez hétéroclite. Certains ne considèrent guère comme légumes que les légumes verts, dans lesquels ils classent sans hésiter la tomate, d'autres refusent obstinément l'entrée du potager légumier à la pomme de terre. Quant aux légumineuses, c'est selon l'humeur du moment. En essayant de ne mécontenter aucun gros légume, nous partirons du sol vers le ciel et nous adopterons la classification de Jean Marie Pelt : les légumes racines, les tubercules, les bulbes, les légumes tiges, fleurs, feuilles et fruits (Jean Marie Pelt, *Des Fruits. Des Légumes.* Éd J'ai lu, Col Nature. Bien-Être).

LES RACINES : Carotte, Radis, Navet, Betterave.

La carotte est le plus sympathique des légumes racine. Elle est riche en fibres et facilite ainsi le transit intestinal, bien que son jus (qui, lui, ne contient pas de fibres) ait des vertus antidiarrhéiques. Il vaut mieux la manger râpée, en la râpant juste avant le repas et avec de l'huile d'olive qui permettra une meilleure absorption du bétacarotène (provitamine A) qu'elle contient en grande quantité et qui est un antioxydant majeur. Pour la même raison, il ne faudra pas la conserver longtemps ainsi car, dès qu'elle est coupée en petits morceaux, elle s'oxyde au contact de l'air. Elle contient aussi des vitamines B et C. Mais, si vous voulez perdre du poids, n'oubliez pas qu'elle est riche en sucre.

Le radis est riche en soufre et a quelques vitamines B et C. Son cousin, le radis noir est un cholagogue et cholérétique puissant. On peut en faire une préparation en le coupant en tranches qu'on saupoudre de fructose. On laisse reposer et on boit ensuite le jus. Il est cependant plus facile de le prendre en ampoules buvables. Sous cette forme, le soufre qu'il contient lui donne une odeur assez surprenante que certains n'apprécient pas forcément, tel le chat d'une amie à qui je l'avais prescrit (à l'amie, pas au chat) et qui s'enfuyait à chaque fois que sa maîtresse ouvrait une ampoule.

Quant à son goût, il est amer, mais son action bénéfique sur la fonction hépatique est tout à fait remarquable.

Le navet aussi contient du soufre. Il est diurétique et contribue à éliminer l'acide urique.

La betterave est riche en sucre (saccharose) et cette particularité lui valut son heure de gloire quand, sous Napoléon, elle remplaça le sucre de canne que le blocus anglais, avec une inélégance inacceptable, interdisait aux bourgeoises qui fréquentaient les salons de thé et de chocolat de Paris.

LES TUBERCULES

Nous n'en retiendrons qu'un, mais de taille : **la pomme de terre**.

Uni pour l'éternité au nom de Parmentier, ce sympathique tubercule fait partie des bienfaiteurs de l'humanité puisqu'il a plusieurs fois sauvé de la famine des populations entières. À contrario, en Irlande au milieu du XIXe siècle, sa brusque disparition sous les coups de boutoir du mildiou a décimé les populations. Mais c'est l'erreur majeure de la monoculture qui en était responsable.

C'est un aliment surtout glucidique qui contient jusqu'à 20 % d'amidon. Sa valeur calorique respectable va cependant dépendre pour beaucoup de son mode de cuisson. Elle est moindre pour une cuisson à la vapeur qu'en purée.

Elle contient aussi un peu de vitamine B et C qui sera d'ailleurs enlevée en partie à l'épluchage, en partie à la cuisson.

À noter : les germes et les parties verdies contiennent un alcaloïde toxique, la solanine, et doivent donc être soigneusement enlevés au cours de l'épluchage.

LES BULBES : Ail, Oignon, Poireau, Échalote.

Jean Marie Pelt les nomme joliment les racines condiment et ceci les caractérise parfaitement.

L'ail tient le haut du pavé de la gent légumière de par ses propriétés réellement médicinales. Il est d'ailleurs plus employé comme condiment que comme légume. Son huile essentielle (l'aliine) est, tout à la fois, antiseptique, bactéricide, fongicide et vermifuge. Il est antioxydant, et a une **action particulièrement bénéfique sur la micro circulation**. Il est fluidifiant sanguin, hypocholestérolémiant, tonique et antiscléreux. Aucun médicament synthétique n'a autant de vertus conjuguées, sans avoir d'autre inconvénient que d'induire une haleine reconnaissable entre toutes. Outre le classique pressoir à ail, en Provence il existe des râpes à ail en “taraillette”(en terre cuite) qui donnent une pulpe d'ail d'une extrême onctuosité. Qui, au moment du petit déjeuner avec l'odeur du café ou à l'heure de l'apéritif avec celle de l'anis et de la réglisse, n'a pas croqué une fine tranche de pain bis à peine brunie puis frottée d'ail et nappée d'une huile d'olive verte comme une émeraude ne peut que se reconnaître indigent en matière de gastronomie populaire, la seule pourtant à traverser les siècles sans être jamais remise en cause par les nouvelles gastronomies du moment. Pour les malheureux qui, par goût ou par difficulté digestive ne supportent pas l'ail, il y des présentations en gélules gastrorésistantes qui enlèvent tous ces inconvénients mais aussi le plaisir brûlant de la fougue culinaire méditerranéenne.

L'oignon est un ami de l'ail. Lui aussi est diurétique, antiseptique, antioxydant et tonique. La classique soupe à l'oignon est revigorante et digeste, qualités appréciées des joyeux fêtards un brin éméchés qui frissonnaient d'aise et avaient l'impression de s'encanailler en allant la manger en toute fin de nuit en compagnie des forts des halles. Pour moins pleurer, il faut, paraît-il, éplucher l'oignon en allant "du ciel vers le sol".

Le poireau a des propriétés émollientes, diurétiques et légèrement laxatives. Ses fibres sont très bénéfiques pour la muqueuse intestinale qu'elles nettoient en balayant les cellules mortes et qu'elles protègent en servant de milieu nutritif pour les innombrables familles de lactobacilles nécessaires au fragile équilibre de l'écosystème intestinal.

L'échalote, elle aussi antioxydante, accompagne merveilleusement les salades et crudités qu'elle rehausse de son goût légèrement poivré.

LES TIGES : Asperge, Céleri.

L'asperge est un "remède de bonne femme"[28] dont les vertus diurétiques sont reconnues. Elle est aussi riche en fibres, capitales pour leur rôle nourricier et régulatrices du milieu intestinal.

Le céleri est reminéralisant et draineur, d'acide urique en particulier. Associées à du potassium, ses graines moulues font un sel qui, bien que n'ayant pas le même goût que le classique chlorure de sodium, le remplace très avantageusement car nous absorbons trop de sodium et pas assez de potassium.

LES FLEURS : Artichaut, Choux, Brocolis.

L'artichaut est unanimement reconnu pour ses vertus hépatoprotectrices et pour son action drainante sur la vésicule biliaire. Ces propriétés sont telles qu'il est toujours employé à cette fin en préparation phytothérapique. Il est aussi riche en sel minéraux.

Le chou est à l'origine d'une vénérable lignée paysanne fort ancienne et exceptionnellement prolifique. Chou vert, chou rouge, chou fleur, chou de Bruxelles etc., sans compter l'inévitable chou blanc dont toute aventure humaine est cruellement émaillée. Il est riche en vitamines, surtout C et E, bétacarotène, ainsi qu'en soufre et en calcium particulièrement bio disponible.

La choucroute qui vient d'Europe de l'Est est une préparation lactofermentée très favorable au milieu intestinal. Riche en vitamine C, elle a pris le relais du citron sur les voiliers cap-horniers du XIXe siècle.

Quant à la simple feuille de chou cru, débarrassée de sa nervure centrale et légèrement écrasée (avec une bouteille en verre par exemple), elle fait un cataplasme dont l'action sur les articulations souffrant de rhumatismes est réelle. Mieux encore, on peut appliquer le chou le jour et l'argile la nuit (ou vice versa).

Le brocoli, quant à lui, a des propriétés antioxdantes très importantes.

LES FEUILLES : les Salades et consorts.

La laitue. La vertu "dormitive" de la laitue a été décrite par les Romains. Mais elle est surtout utile par ses fibres.

Le pissenlit : “Taraxacum Dens Leonis” est un classique de la phytothérapie hépatique où son action drainante, dépurative et légèrement diurétique est toujours d’actualité.

Le persil, connu comme diurétique et emménagogue (favorisant les règles) depuis l’Antiquité est particulièrement riche en calcium et contient aussi un peu de vitamine A.

LES LÉGUMES FRUITS : Tomates, Courgettes, Citrouilles, Potirons.

La tomate contient du bétacarotène et des vitamines B, C et K. Cependant, c’est à sa richesse en Lycopène, son pigment rouge, qu’elle doit ses propriétés antioxydantes remarquables. Elle souffre de sa grande popularité et sa culture intensive la prive de ses oligoéléments et de son goût. Si vous avez l’occasion de manger les tomates d’un modeste jardin potager qui ont grandi “toutes seules”, vous serez en présence de fruits biscornus et apparemment chétifs mais, sous la dent ils auront une consistance très ferme, un peu comme une pêche et surtout un goût extraordinaire. Les tomates qui poussent sur les flans du Vésuve sont les meilleures du monde, du moins selon les Napolitains. On peut d’ailleurs les croire car la lave a une extraordinaire capacité fertilisante. Aller acheter ses tomates dans la banlieue de Naples serait d’ailleurs d’un délicieux snobisme.

Pour profiter au mieux des vertus du Lycopène, il faut écraser le fruit et le manger avec de l’huile d’olive. C’est, très précisément, la recette du gaspacho !

La courgette, très digestible quand elle est cuite à la vapeur sans pression, est riche en minéraux : calcium, magnésium, potassium.

Citrouilles et potirons sont des légumes médiévaux riches en calcium, mais aussi en bétacarotène comme tous les légumes jaunes ou rouges.

LES FRUITS

Les fruits sont porteurs d'une charge mythologique et émotionnelle considérable. Témoin l'Ancien Testament qui a pris un fruit (lequel d'ailleurs ?) comme symbole à la fois du Paradis et de la Connaissance. Depuis l'Antiquité et jusqu'aux tableaux du XVIIIe siècle, la corne d'abondance a toujours enfanté les fruits les plus divers et le verger qui redonne ses fruits à chaque printemps reste le symbole de la prospérité et du renouveau dans un monde d'incertitude et d'impermanence.

Quoiqu'il en soit, et d'une façon toute botanique, les fruits sont les cousins nobles et sucrés des légumes. Pendant des milliers d'années ils ont été, avec le miel, la seule source de saveur sucrée disponible. Et l'homme était loin d'en disposer à son gré. Ils ont, de plus, toutes les qualités des légumes, d'autant qu'on les mange la plupart du temps crus, ce qui conserve leurs vitamines. **Il est important de consommer plusieurs fruits par jour, dans l'idéal cinq à six, différents si possible, plutôt en dehors des repas**, sauf les fruits cuits ou en compote qui se digèrent facilement mais perdent déjà une partie de leurs qualités. C'est cependant la meilleure façon de les réintroduire dans l'alimentation pour les gens dont l'intestin malmené déclare forfait devant les fruits frais. Il en est d'ailleurs de même des légumes qui pourront être "apprivoisés" par une cuisson douce, avant de pouvoir être réintroduits en crudités.

Il n'est guère possible de décrire minutieusement tous les fruits, chacun pouvant se reporter à la foisonnante littérature qui leur est consacrée, aussi ne parlerons-nous que des caractéristiques générales des principaux fruits consommés en France.

Les fruits sont riches en eau particulièrement savoureuse et surtout vivante, c'est-à-dire biodisponible (de 75 à 95 % selon les variétés). Ils sont aussi riches en sucres (fructose, galactose ou saccharose), en minéraux, oligoéléments et en vitamines. Ce sont nos principales sources de vitamine C. Mais une orange va perdre pratiquement 40 % de sa vitamine C si elle est pressée. Conclusion, il vaut mieux manger les fruits frais et sans préparation d'aucune sorte. Tous les fruits jaunes ou rouges, comme l'abricot ou la pêche par exemple, contiennent du bétacarotène, précurseur de la vitamine A. Quant à leur goût plus ou moins acidulé, il est la traduction de la présence d'acides, citrique, tartrique, lactique ou formique. **La fonction de ces acides est capitale : ils contribuent à assurer l'homéostasie[29] du PH du milieu intérieur**.

Les fruits sont riches en cellulose dont les fibres sont essentielles à la protection et à la fonction de la muqueuse intestinale. Enfin leurs polyphénols ont un puissant rôle protecteur contre les agressions des radicaux libres. Tous ces éléments font des fruits et de leurs modestes parents, les légumes, les généreux ambassadeurs de la santé et les meilleurs protecteurs des maladies dégénératives, dont le cancer est un foudroyant exemple. Malheureusement, la consommation des fruits frais a diminué de plus des deux tiers durant le XXe siècle au profit des viennoiseries, certes sympathiques avec leur tendre couleur caramel et leur parfum suave, mais joliment assassines avec leurs sucres rapides et leurs acides gras saturés.

On peut classer les fruits selon plusieurs critères, par exemple : les fruits acides, les fruits doux, les fruits secs et les oléagineux. Cette classification est plutôt théorique. Effectivement, si le citron ou le kiwi sont incontestablement des fruits acides, l'orange ou la mandarine ne le sont pas toujours, du moins pour nos papilles. Tout dépend en effet des valeurs relatives en vitamine C et en sucres. Mais l'histoire des fruits serpente tout au long du cycle des saisons, aussi est-ce une classification tout aussi valable, quelque peu iconoclaste et en tous cas tout à fait personnelle que je vous propose ici en partant du véritable début de l'année, c'est-à-dire du printemps.

Les fraises sont les tendres messagères du renouveau. Leur couleur rouge vif, leur faible teneur en sucres (le lévulose, autorisé chez le diabétique), leur exceptionnelle concentration en vitamine C, leurs autres oligoéléments, potassium surtout, mais aussi calcium, phosphore et magnésium viennent à point relancer la machine biologique après l'engourdissement de l'hiver. Et que dire des fraises des bois qu'on trouvait sous les frondaisons et qui maintenant ont pratiquement disparu ? C'est probablement pour nous faire regretter le Paradis terrestre que le (bon ?) Dieu ou la facétieuse Nature nous les ont fait goûter un jour à seule fin de nous les faire regretter.

Les amoureux, les romanesques et les rêveurs ont toujours eu une grande tendresse pour le temps des cerises, que ce soit la chanson nostalgique, associée à jamais à la Commune de Paris, avec ses boucles d'oreilles en goutte de sang ou la saison printanière et la première griotte, son vœu secret de bonheur, ses souvenirs d'enfance, son insouciance et ses fou rires. Quant au point de vue plus terre à terre et purement nutritionnel, **la cerise** contient un sucre, le lévulose, d'indice glycémique assez bas pour être autorisé au diabétique. Elle est riche en potassium, a une teneur appréciable en magnésium, calcium et en acides malique et oxalique. Pour ce qui est de ses propriétés, elle est diurétique, détoxiquante et uricosurique[30].

Blanche ou jaune, **la pêche** est la reine incontestée des fruits d'été. Les variétés jaunes sont riches en ß carotène ou pro vitamine A. Elles contiennent aussi du potassium, du phosphore et du fluor. Elle est particulièrement digeste à condition qu'elle soit mûre mais les fruits des grandes surfaces sont de véritables pierres au toucher comme dans l'estomac.

Peu sucré, **l'abricot** est riche en vitamine A et en potassium. Mais il contient aussi du magnésium, du calcium et du phosphore.

Quant à **la prune**, elle contient des sucres, du magnésium et du phosphore. Une de ses variétés a eu l'honneur de porter le nom d'une reine : la reine Claude, à moins que celle-ci ne soit passée à la postérité que grâce au fruit dont elle portait le nom. Mais polémiquer sur ce détail sucré de l'histoire serait certainement se battre pour des prunes.

Les baies rouges : myrtilles, groseilles, cassis, framboises, qui nous donnent la délicieuse illusion de vivre comme des Robinsons le temps d'une promenade en forêt, ont une action antioxydante très marquée. La myrtille noire est très bénéfique pour la microcirculation en augmentant la résistance capillaire. Elle est d'ailleurs indiquée dans les troubles de la microcirculation rétinienne. La myrtille rouge n'est pas en reste en ayant de remarquables propriétés antiinflammatoires sur le rein et les voies urinaires. Le cassis est diurétique et dépuratif, mais surtout, son exceptionnelle richesse en vitamine C – pas moins de deux fois et demi la teneur du citron – lui a ouvert toutes grandes les portes de la pharmacopée comme réel tonifiant surrénalien lors des infections, virales ou non, ainsi que des asthénies post infectieuses, des hypotensions par surmenage et autres conséquences du stress physique, psychique et affectif que la vie moderne fabrique avec tant de passion. Très digestibles, les framboises sont peu caloriques mais contiennent du potassium, du calcium, du phosphore, du magnésium, des vitamines A et C. Alors, le long des haies et des sous bois, disputez-les aux oiseaux, ce sont des fruits de vie.

La poire, ou plutôt les poires, car les différentes variétés couvrent l'été et l'hiver, ce fruit désaltérant offre sa richesse en minéraux et oligoéléments pendant une grande partie de l'année. Ses fibres et son sucre "lent", le fructose, lui confèrent qualités nutritionnelles et digestibilité. Elles aident enfin à l'élimination de l'acide urique et un aussi bon "médicament" mérite bien notre gratitude dans nos sociétés pléthoriques.

La pastèque a fait une carrière artistique tout à fait respectable dans le cinéma italien des années cinquante et "Vacances Romaines" se déguste avec d'autant plus de délices qu'une tendre tranche de pastèque vient fondre dans la bouche. Elle vous ferait presque croire que c'est vous qui embrassez Audrey Hepburn. Car ce fruit (je parle de la pastèque) est particulièrement rafraîchissant. Il est très riche en une eau sucré, vitaminée (vitamines A et C), pleine de phosphore et de soleil.

On doit, bien sûr, y associer **le melon**. Fruit préféré d'Henry IV qui se débrouillait pour en emporter même dans ses campagnes militaires, il est, lui aussi, très riche en eau "vivante", et encore plus concentré en vitamine A, B et C, ainsi qu'en minéraux (calcium, phosphore et un peu de fer). Associé au ß carotène, l'ensemble donne, comme pour tous les fruits jaunes ou rouges, un complexe antioxydant naturel remarquable.

Les raisins sont de petites outres d'une délicieuse boisson sucrée, riche en oligoéléments (potassium surtout), en acides tartrique et malique qui lui donnent sa saveur acidulée, un peu en vitamines B et, pour les raisins rouges, en β carotène, en tanins et en polyphénols. Cette association leur donne de réelles propriétés énergétiques, diurétiques et détoxiquantes, d'où la célèbre cure de raisin que chacun fait à son idée, c'est-à-dire la plupart du temps en dépit du bon sens. Ne faites pas de cure de raisin "au jugé", sans les conseils d'un médecin ou d'un nutritionniste avisé qui saura vous proposer une démarche assez douce pour être à la fois efficace et non dommageable pour votre santé. Car il faut savoir que moins on est en forme, moins il faut d'intervention drastique.

Bien que, pour les botanistes, **la figue** ne soit pas un fruit, pour les profanes que nous sommes, et d'ailleurs depuis la plus haute antiquité, elle est bel et bien la pâtisserie de l'Eden. Sa richesse en fibres lui confère une action régulatrice sur le transit intestinal et sa richesse en sucre, en sels minéraux (potassium surtout, mais aussi calcium, phosphore), en vitamines A et B en font un aliment très énergétique. Un coucher de soleil sur la mer, du fromage de chèvre, quatre figues et une nymphe qui se baigne dans l'eau turquoise : la Grèce antique est toujours vive dans le clapotis de la Méditerranée.

La pomme, est le fruit le plus consommé en France. Même en excluant celles du jardin des Hespérides qui servirent au jugement le plus célèbre de la mythologie, celui du candide Pâris, il en existait d'innombrables variétés mais, rentabilité oblige, elles ont rétréci comme peau de chagrin et on n'en trouve plus que quelques unes sur l'étal des supermarchés. Ce fruit a cependant gardé de multiples qualités. Par sa pectine, il régule le transit intestinal. Luttant contre la stagnation des déchets toxiques, ses fibres, par un simple effet mécanique, nettoient en douceur la fragile muqueuse qu'elles protègent ainsi de la cancérisation. Or le cancer de l'intestin est en augmentation constante dans les pays industrialisés. Ses fibres nourrissent aussi les lactobacilles nécessaires à la bonne santé des entérocytes[31], seules garantes de l'écologie intestinale, c'est-à-dire de la double fonction d'absorption des nutriments et de barrière contre les agents agressifs ou toxiques. C'est par cette action eutrophique que la pomme joue un rôle tout à fait notable dans la régulation du cholestérol en augmentant la fraction qui est métabolisée par le foie (dite improprement "bon cholestérol") et en diminuant la fraction qui se fixe dans la paroi artérielle (dite, tout aussi improprement "mauvais cholestérol").

Ne pas oublier cependant que la pomme est un fruit d'hiver. Manger l'été un fruit qui a plusieurs mois de frigo est illogique et non naturel.

Fruit le plus consommé, la pomme est aussi le plus traité, il est donc impératif de bien la laver avant de la manger ou même de l'éplucher, mais en perdant à la pelle pectine et vitamines. En fait, si vos enfants en mangent beaucoup, vous protégerez leur santé en leur donnant des fruits provenant de l'agriculture biologique.

Très consommée aussi, **la banane** est un fruit très particulier qui pousse sur une sorte de gros légume, car – c'est Jean Marie Pelt qui nous l'apprend – le bananier n'est pas un arbre. C'est ce qui lui donne son caractère unique : il y pousse des fruits durant toute l'année. Si quelqu'un vous dit avoir mangé des bananes cueillies sur le bananier et que, dans ces conditions, elles sont bien meilleures que celles que vous achetez chez l'épicier du coin, vous pouvez légitimement douter de ses propos car la banane ne mûrit pas sur pied, elle pourrit tout simplement au bout d'un certain temps. C'est pourquoi ces fruits doivent être traités avec tous les égards dus à leur originalité. Ils nécessitent un voyage confortablement climatisé dans des cales réfrigérées (à 13°) et un stockage dans les mêmes conditions. Puis, dans des mûrisseries, le réchauffement progressif et l'introduction dans l'atmosphère d'une hormone végétale, l'éthylène, vont provoquer la maturation. Alors seulement la banane va dévoiler ses multiples atours.

Et d'abord sa grande valeur nutritive et calorique, bien que ses sucres puissent être d'assimilation lente quand elle est jaune, voire vert jaune ou quand elle est tachetée et bien mûre, avec des sucres d'assimilation beaucoup plus rapide.

Elle est riche en potassium, or l'alimentation moderne est très carencée dans cet oligoélément. Elle contient aussi de l'acide malique dont nous avons vu l'importance dans le maintien du PH du milieu intérieur, du phosphore, des vitamines A et C. Avantage non négligeable, il n'y a pas de saison pour ce fruit : on le trouve tout aussi bon et tout le long de l'année. Il permet ainsi de boucher les trous quand les autres fruits se font rares.

Les dattes sont extrêmement caloriques, riches en potassium, phosphore, magnésium calcium, avec du β carotène et des vitamines B. Pour elles aussi, il vaut mieux des fruits venant d'agriculture biologique.

Comme cadeau de Noël, dans les Vosges toutes blanches, ma bonne grand-mère et ses deux sœurs recevaient une **orange** qu'elles partageaient religieusement en trois. Le fruit rond et rouge venait porter, en dépit des apparences, témoignage de la permanence du soleil et de la vie qui étaient loin mais qui reviendraient pourtant un jour. Dans les années d'avant-guerre, les dernières gabarres espagnoles amoncelaient des pyramides d'oranges sur les quais du Vieux Port à Marseille, mais ce fruit de soleil n'était encore réservé qu'à une élite fortunée, si tant est que la richesse soit le critère de l'élitisme. Aujourd'hui enfin, il est heureusement devenu plus accessible. C'est un fruit peu calorique mais plein de vitamine C, de vitamine E, d'acides oxalique, malique et citrique, de potassium, calcium, de phosphore et de flavonoïdes qui ont un tropisme sur la microcirculation. Tout ceci confère des propriétés antioxydantes importantes. Dans la mesure du possible, évitez les jus d'orange : mangez le fruit, vous ne perdrez ainsi ni la vitamine C qui s'altère très rapidement à l'air, ni les fibres. En phyto et aromathérapie, l'orange et son écorce sont sédatives.

La mandarine vient de Chine comme le suggère son nom. Quant à **la clémentine**, elle est la fille du Père Clément, brave ecclésiastique, lointain disciple de Mendel. Toutes deux sont les petites sœurs de l'orange. Elles en ont gardé les qualités.

Le citron a connu son heure de gloire quand l'Angleterre a découvert ses propriétés antiscorbutiques bien avant le reste du monde. Maintenant chacun sait qu'il renferme beaucoup de vitamine C. Mais il est aussi très antibactérien. Sur tout le pourtour de la Méditerranée, quand on n'avait rien pour protéger l'œil du petit enfant qui venait de naître, on lui mettait une goutte de jus de citron dans les yeux, évitant ainsi une infection toujours possible. Ca piquait, bien sûr, mais ça valait quand même mieux que de jouer à pile ou face la vision du bébé. Enfin, le citron est très détoxiquant par son acide malique et ses flavonoïdes ont une action tonique sur le système veineux.

Originaire d'Asie du sud-est, **le kiwi** bat largement les agrumes, citrons et oranges, quant à leurs teneurs en vitamine C, il en contient pratiquement deux fois plus. Cependant, la variété cultivée en France depuis une trentaine d'années a été choisie pour sa rentabilité et est un peu moins riche que la variété sauvage. Il n'en reste pas moins un fruit exceptionnel : très riche aussi en potassium, en phosphore, en calcium, en vitamine E, il optimise les défenses immunitaires et a un effet protecteur et régulateur sur le système cardiovasculaire. Enfin, il continue de mûrir après sa cueillette.

Le pamplemousse est un gros citron sympathique mais qui, contenant moins de vitamine C et surtout moins d'acide malique, est beaucoup moins acide que son petit frère. Désaltérant, dépuratif, apéritif et bien peu calorique, il contribue lui aussi à l'homéostasie du PH sanguin.

L'ananas est un fruit sucré contenant du potassium, du calcium, du magnésium, de la vitamine A et un peu de vitamine C. Riche en une enzyme protéolytique, la broméline (ou bromélaïne), il est particulièrement digeste. Cette qualité l'a d'ailleurs fait rentrer dans la pharmacopée où la broméline est utilisée dans les thérapies antiœdémateuses.

Le kaki mérite d'être cité pour son exceptionnelle richesse en vitamine A. Il contient cependant aussi du potassium, de la vitamine C et des fibres qui ont une action régulatrice sur le transit intestinal.

La châtaigne (que vous vexeriez beaucoup en l'appelant marron) a, depuis l'Antiquité, protégé des régions entières de la famine tout autour de la méditerranée. En Corse orientale, la Castagniccia lui doit éternellement son nom et, dans les Cévennes, entre cinq cents et huit cents mètres d'altitude, les lieux dits "castaniers" et autres "plantiers" conservent le souvenir de "l'arbre à pain" providentiel. Car la châtaigne est très calorique, elle est riche en amidon qui se transforme en sucres rapides à la cuisson. Elle aussi contient du potassium, du magnésium et des vitamines B et E. Mais son originalité est dans sa teneur non négligeable en protéines, ce qui est exceptionnel pour un fruit, et même en lipides. Alors, si vous avez une cheminée, faites cuire sur les braises les châtaignes dans la poêle trouée à long manche. Au plein de l'hiver, ils réchauffent les doigts et font chanter le cœur. La châtaigne se distingue du marron par le nombre de fruits dans sa bogue : elle en a plusieurs et le marron n'en a qu'un.

L'olive est le fruit méditerranéen par excellence, le fruit mythologique, païen autant que chrétien, symbole d'éternité s'il en fut. Depuis la plus haute antiquité, son huile porte la lumière dans tous les sanctuaires de la Méditerranée. Grâce à l'acide oléique (qui est un acide gras monoinsaturé) et par ses propriétés antioxydantes, elle apporte aussi la lumière à nos neurones en protégeant leur gaine de myéline, à nos artères, en rentrant dans la composition de la membrane cellulaire et, en fait, à toutes nos cellules pour la même raison. Une de mes arrières grands-mères, bourguignonne celle-là, aurait dit, en la goûtant pour la première fois : "mais, c'est de l'huile de quinquet !" (de l'huile de lampe !). Et il y a une vingtaine d'années, un de mes amis et moi-même assistions à un séminaire animé par un des papes de la micronutrition dont ceux qui s'intéressent un tant soit peu à la question on certainement lu les ouvrages. Celui-ci était très fier, à force de savants mélanges, d'avoir mis au point l'huile "idéale", tout cela en prenant soin, de ne pas y incorporer d'huile d'olive. Nous lui avons demandé, au cours d'une pause, pourquoi, alors qu'il avait lui-même déclaré que l'huile d'olive aurait offert une base parfaite, il ne s'en était pas servi. Il a été manifestement étonné de notre question et, nous regardant comme des pierrots lunaires, nous a répondu qu'une huile aussi forte en goût serait parfaitement invendable. Depuis, de l'eau a coulé sous le pont Mirabeau et de l'huile sous les pressoirs et, après que l'huile d'olive ait fait une entrée snobinarde en miniflacons vendus au prix de grands parfums célèbres, elle a maintenant conquis Paris, voire Londres ou Berlin. De nombreuses publications lui sont consacrées, enfonçant savamment des portes ouvertes depuis que les Phocéens puis les Grecs ont débarqué dans une petite anse du sud de la France pour y fonder la plus antique cité de l'Europe occidentale.

L'avocat est un fruit qu'on considère, culinairement parlant, comme un légume puisqu'on le sert en hors d'œuvre. C'est dû à sa forte proportion de lipides dont plus de la moitié sont des acides gras insaturés : acide oléique principalement. Ajoutez à cela des vitamines A, B et beaucoup de potassium. Sa valeur nutritive est réelle, faites le mûrir doucement dans un sac en papier mais ne comptez pas trop sur lui pour perdre du poids.

Les noix sont très caloriques car très lipidiques. Mais ces lipides sont en grande partie représentées par deux acides gras polyinsaturés : l'acide linoléique et l'acide α linolénique. Cousins de l'acide oléique qui est aussi présent, ils sont dits acide gras essentiels car indispensables à la construction permanente et au fonctionnement de la membrane cellulaire. Or nous sommes incapables de les synthétiser et nous n'avons pas d'autre choix que de les trouver dans notre alimentation. La noix fournit ainsi une huile d'une importance primordiale. Elle apporte aussi beaucoup de potassium, de calcium, de magnésium, de phosphore, de soufre, un peu de fer et des vitamines A, B, C, E et PP (niacine). Elle a aussi des protéines et se classe ainsi hors concours des autres fruits par ses extraordinaires qualités.

La noisette, non contente d'embaumer les petits chemins, tout au moins dans les chansons, vient d'un arbre qui, de mémoire de sourcier, a toujours fourni l'indispensable baguette de coudrier (nom commun du noisetier) pour trouver l'eau nourricière des hommes, des bêtes et des champs. Très lipidique elle aussi, elle est pauvre en acides gras polyinsaturés, mais contient des monoinsaturés. Elle est encore plus riche en minéraux que la noix.

L'amande clôt notre vagabondage, nous sommes retournés à notre point de départ : c'est le fruit de l'arbre qui annonce le printemps. Dès la deuxième partie de février, les fleurs blanches de l'amandier montrent superbement la gloire virginale d'un nouveau cycle de la nature. Seule l'amande douce est consommée. Comme la noix et la noisette, elle est très calorique et contient beaucoup d'acides gras monoinsaturés. Elle aussi est riche en vitamines A, B, E, ainsi qu'en calcium, phosphore, potassium, magnésium et soufre. L'huile d'amande douce est une huile de massage remarquable. En couple, ne l'oubliez pas pour renouer le dialogue des corps et du toucher en écoutant l'ami Brassens : "J'avais l'plus bel amandier du quartier, j'avais l'plus bel amandier du quartier..."

De par leur richesse énergétique considérable, les "quatre mendiants"[32] de Provence (deux fruits secs, amande et noisette et deux fruits séchés, figue et raisin), ont de tout temps accompagné les pèlerins de Compostelle et autres lieux saints sur les routes de France et de Navarre. Aujourd'hui, ils accompagnent les randonneurs et routiers pour des vagabondages qui semblent profanes mais qui sont toutefois tout aussi mystiques, à la rencontre de la nature et, par là même, de soi-même.

LES BOISSONS

Apparue dans la mer il y a plusieurs millions d'années, la vie, qu'elle soit animale ou végétale, ne s'exprime que sous une seule forme : la cellule. Autrement dit, celle-ci est l'entité morphologique et fonctionnelle de l'expression de la vie. L'être le plus simple, la bactérie, est aussi la plus simple des cellules[33]. Et l'amibe qui nage avec volupté dans sa flaque d'eau saumâtre est la descendante directe de la première manifestation de la vie.

Puis la vie est allée à la conquête de la terre, mais elle n'est pas vraiment sortie de la mer, elle l'a emportée avec elle. Comme la cellule est semblable à une maison séparée de l'extérieur par ses murs, un organisme tout entier est semblable à une ville entourée de remparts, comprenant des milliards de maisons, les cellules, regroupées en corporations (les organes), exerçant le même métier (les fonctions). Mais toutes ces cellules baignent dans un milieu liquide, le "milieu intérieur", qui rappelle à s'y méprendre le paradis marin perdu.

Notre corps contient plus de 60 % d'eau et celui du bébé plus de 70 %. Elle se répartit en deux compartiments interdépendants : l'eau intracellulaire (les 2/3 de l'eau) et l'eau extracellulaire (1/3) qui se renouvellent continuellement pour apporter aux cellules les nutriments dont elles ont besoin et emporter leurs déchets ainsi que leurs produits d'excrétions (hormones par exemple). Notre métabolisme a besoin de deux litres et demi d'eau par jour, mais nous en fabriquons un litre. Aussi l'adulte doit-il absorber un litre et demi d'eau par jour. Mais c'est un minimum et il en faut souvent beaucoup plus et ce, selon le poids, l'intensité du travail physique, la chaleur et l'hygrométrie.

Quant au bébé, il a besoin de boire très souvent car, en été surtout, il peut se déshydrater et mettre sa vie en jeu en quelques heures seulement.

En France l'eau du robinet est, dans l'ensemble, assez correcte car soumise à des normes et à une surveillance stricte au point de vue bactériologique et chimique. Elle est ozonée dans certaines villes, ce qui est le meilleur des traitements. Dans les autres cas, elle peut sentir le chlore, ce qui n'a guère de conséquence que sur son goût. Malgré cela, dans certaines régions, les nappes phréatiques sont tellement polluées que les stations de traitement sont incapables de délivrer une eau réellement buvable. C'est le cas d'une partie notable de la Bretagne où les rivières et nappes phréatiques sont polluées par les nitrates et le lisier de cochon. Les habitants n'ont alors d'autre solution que de boire de l'eau en bouteille ou de traiter l'eau de la ville avec des filtres à osmose inverse.

Les Français sont de grands consommateurs d'eau minérale. Connues pour la plupart depuis l'Antiquité, ce sont des eaux de source indemnes de pollution bactériologique et chimique. Mais ce qui leur donne droit à leur qualification d'eau minérale, c'est précisément la stabilité de leur composition en sels minéraux et oligoéléments.

Les cures thermales agissent d'une façon très douce mais très profonde sur l'organisme. Mais ce sont de véritables thérapies et boire de l'eau minérale toute l'année est une toute autre affaire. Effectivement, embouteillée, l'eau a perdu ses qualités thermales. Celles-ci viennent des gaz dissous qui ne sont actifs que dans l'eau "vivante", au griffon de la source. On en a fait la constatation empirique depuis toujours, c'est pourquoi on ne peut pas faire de cure thermale chez soi, en se faisant envoyer des packs de quelques dizaines de bouteilles.

De plus, répétons-le, elles ont des propriétés thérapeutiques. Il ne viendrait à l'idée de personne de prendre des antibiotiques tout au long de l'année sous prétexte que quelques jours d'antibiothérapie l'ont guéri d'un abcès dentaire ou d'une pneumonie. Il n'y a pas de raison non plus de boire tous les jours une eau minérale car sa minéralité, pourtant source de ses vertus, demande trop de travail au rein si l'eau est bue à longueur d'année.

D'ailleurs **certaines eaux minérales sont hors des normes légales de potabilité et donc théoriquement impropres à la consommation !** Autrement dit, on ne pourrait pas les distribuer au robinet ! Regardez en particulier la teneur en sel (Na ou sodium) sur les étiquettes. C'est toujours en tout petit mais c'est souvent édifiant car une eau doit être le moins salée possible, surtout, bien sûr, chez le petit enfant où il faut des eaux très peu minéralisées (Volvic ou Mont Roucous par exemple). Deux cents milligrammes de sodium par litre donne une eau extrêmement salée et totalement inadaptée à la consommation journalière. Et si ces eaux ne sont cependant pas retirées des circuits commerciaux, c'est pour des raisons de santé, celle des multinationales s'entend, ce qui est quand même plus importante aux yeux de l'Académie de Médecine et du Ministères de la Santé que la santé des consommateurs.

Enfin, certaines eaux contiennent des nitrates qui auront tout le loisir de se transformer en nitrites parfaitement toxiques. Quelques unes, probablement soucieuses d'entrer dans le livre des records, contiennent à la fois des nitrates et beaucoup trop de sel.

Les prises de conscience de l'impératif écologique, dont fait partie l'écologie alimentaire, sont particulièrement faibles. Les choses ne changeront que si le consommateur comprend un jour qu'il est beaucoup plus responsable de sa propre santé que les ministères lambrissés où les vérités ne sont bonnes à dire que quand elles ne dérangent personne, c'est-à-dire à peu près jamais.

Pour connaître le taux de minéralisation d'une eau, il suffit tout simplement de la faire évaporer et de peser ce qui reste, c'est-à-dire les sels minéraux qu'elle contient. C'est indiqué sur l'étiquette sous le terme de “résidu sec à 180°”. L'eau est dite très faiblement minéralisée à moins de 50 mg par litre (mont Roucous par exemple) et convient alors aux biberons des bébés, de même que les faiblement minéralisée, entre 50 et 500 mg par litre (Evian, Volvic pour les plus connues). Les eaux dites moyennement minéralisées oscillent entre 500 et 1 500 mg par litre. Quant aux eaux fortement minéralisées, qualifiées de riches en sels minéraux (au dessus de 1 500 mg par litre), ce sont celles qui ont une véritable action thérapeutique, mais, répétons le, seulement à la source. Il n'y a donc aucun intérêt à les consommer à longueur d'année en bouteille où elles demandent au rein un épuisant travail d'épuration tout en ayant perdu leur pouvoir curatif.

Curieusement les eaux dites “de source” qui sont elles aussi des eaux d'origine souterraines, ont des limites légales à leurs taux de minéralisation, que ce soit le taux global ou le taux de chaque élément pris individuellement, preuve, s'il en était besoin, de ce que nous venons de dire quant l'importance du taux de minéralisation d'une eau sur la santé. Il est cependant dommage que leur taux maximal de fluor soit encore fixé trop haut : ne les employez pas pour les enfants. Elles sont sans pollution biologique ou chimique et peuvent provenir de captages différents tout en étant vendues sous la même marque, ce qui fait que leur composition (et donc leur goût) peut légèrement varier. Ceci, ajouté au fait qu'elles n'ont aucune prétention thérapeutique, fait que leur étiquetage n'est pas obligatoire.

Les "fontaines à eau" sont des eaux de source, appellation à laquelle elles n'ont d'ailleurs pas droit car elles ont une contenance dépassant huit litres. Les raisons pour lesquelles une eau potable porte des noms différents selon les capacités de son contenant font partie de la galaxie insondable des mystères administratifs, mais vous serez certainement contents de savoir que c'est grâce vos impôts que le parlement de Bruxelles vote des lois aussi fondamentales pour le bon équilibre de la société.

Les eaux gazeuses se trouvent aussi bien dans les eaux minérales que dans les eaux de source. Elles peuvent être "naturellement gazeuses" (Badoit), ou modifiées par des procédés physiques comme l'adjonction de gaz carbonique (provenant d'un apport extérieur) ou "renforcée en gaz" mais qui provient de la source elle-même, par exemple Perrier où la teneur en gaz va conditionner la grandeur des bulles, les Américains et les Européens n'ayant pas les mêmes préférences sur ce sujet sensible !

Pour la petite histoire, plusieurs sources coulent à Paris. Si vous aviez dû prendre une décision quant à leur destination, qu'auriez vous fait ? Vous les auriez données aux Parisiens ? Pauvres innocents, elles alimentent d'abord les ministères. Vous ne croyez tout même pas qu'on va utiliser l'eau de la ville pour laver par terre et tirer la chasse d'eau dans les lieux symboles de la démocratie ? Restent cependant de rarissimes fontaines d'eau de source où les "vieux" du quartier viennent depuis toujours chercher leur eau potable.

Les jus de fruits ne valent jamais la consommation d'un fruit frais car ils n'ont pratiquement plus de fibres et perdent rapidement leur vitamine C, sensible à la lumière et à la chaleur. Quant aux "boissons aux fruits", elles n'ont parfois vu les fruits qu'en photo et si vous trouvez une "pomme myrtille" qui contient 10 % de pomme et 2 % de myrtilles vous pouvez vous estimer heureux. Il est certain qu'annoncer sur une étiquette "88 % d'eau, d'arômes et de colorant" serait probablement moins vendeur.

Le café contient de la caféine et le thé de la théine, c'est bien connu. Ce qui l'est moins, c'est que ces deux molécules, bien que ne portant pas le même nom, sont strictement identiques. Pourtant le thé énerve moins et a moins d'action tachycardisante[34] que le café. C'est dû au fait que les plantes, ainsi que leurs préparations, sont fort différentes. Le café résulte de la percolation d'une graine broyée et le thé d'une infusion de feuilles séchées. Celle-ci entraîne d'autres principes actifs et l'absorption de la molécule de théine/caféine en est considérablement ralentie. La concentration est aussi différente et il y a aussi moins de molécule active dans une tasse de thé que dans une de café. Enfin le café contient d'autant moins de caféine que son temps de contact avec l'eau a été bref. Ainsi un "espresso" est moins chargé en caféine qu'un café délavé qui a mis quelques minutes à filtrer dans une cafetière.

Quant au thé vert, il a des propriétés antioxydantes remarquables grâce à l'épigallocatéchine qu'il contient. Il est ainsi particulièrement indiqué quand une détoxication est souhaitable (à chaque printemps par exemple ou au cours des régimes amaigrissants).

Tous les "Colas", boissons phares de l'obésité américaine, contiennent une énorme quantité de sucre et, à ce titre, ne doivent jamais être bus régulièrement aux repas par les enfants auxquels, par ailleurs, ils pervertissent le goût en donnant une véritable addiction[35] au sucré. À part le nettoyage des pièces détachées des cyclomoteurs, domaine où il faut bien avouer qu'ils sont sans rival, leur véritable utilité se trouve dans le traitement de certains troubles digestifs. D'ailleurs de nombreux amoureux des îles lointaines et paradisiaques (tout au moins pour les amibes) qui, pour partager pleinement la vie autochtone sont allés jusqu'à passer quelques nuits dans les hôpitaux locaux, se souviennent avec émotion devoir leur salut au Coca Cola. Dégazé, il constitue une arme réelle contre la diarrhée non infectieuse et la tourista du citadin embarqué dans une aventure à laquelle sa muqueuse intestinale n'était pas réellement préparée.

Les boissons allégées ont un grand succès auprès des jeunes filles et des jeunes femmes stressées par les inéluctables trois kilos de trop. Mais, comme pour tous les aliments allégés d'ailleurs, les produits supprimés sont remplacés par des colorants, des édulcorants, des agents de texture, des rehausseurs de goût et j'en passe, c'est-à-dire qu'ils sont transformés en produits totalement artificiels et, à long terme, pas forcément inoffensifs.

"Et nunc est bibendum"

Aucun nutritionniste sérieux ne classerait le vin dans les boissons.

Il n'y a cependant que les atrabilaires et les pisse vinaigre pour clamer à la cantonade : cachez ce vin que je ne saurais boire ! Aussi serait-il malhonnête de passer sous silence ce breuvage qui fait partie de notre héritage culturel, hédoniste et culinaire depuis la naissance de notre civilisation.

Sans aller jusqu'à évoquer la charge symbolique toute particulière de la vigne, du raisin et du vin qui appartiennent à un tout autre domaine, est-il utile de rappeler que l'ivresse de l'esprit, la seule à être symbolique, n'est pas à confondre avec la traditionnelle biture du samedi soir. Et d'ajouter que le vin, s'il est d'une certaine façon un aliment (ce que le monde médical lui dénie avec la plus grande énergie) par son eau, ses oligoéléments et ses polyphénols, est aussi un toxique par son alcool dès qu'il atteint (bien vite) un certain seuil. Son succès et son malheur viennent du fait que le plaisir et l'euphorie qu'il procure n'est donnée par aucune autre molécule, naturelle ou non, végétale ou benzodiazépine. Il est comme la langue d'Esope et, par là, bien semblable aux hommes : il y a en lui du délectable et du tragique mais la marge entre les deux est étroite. À faible dose, il réjouit le cœur de l'homme. À haute dose, il le détruit.

Lançons un pavé dans la mare : les buveurs de vin vivent quelques années de plus que les buveurs d'eau. Ainsi le vin est-il la seule substance non médicamenteuse comme non indispensable qui puisse prolonger la vie ! Il faut cependant reconnaitre que, statistiquement parlant, il l'a plus souvent raccourcie qu'allongée. Mais cela ne vient que de son usage immodéré.

Les recommandations sont de ne jamais dépasser deux verres de (bon) vin rouge par jour pour les femmes et trois pour les hommes, cette inégalité venant des différences de pouvoir détoxiquant du foie dans les deux sexes.

La toxicité fœtale chez la femme enceinte commence dès le premier verre

Les lésions fœtales irréversibles dues à l'alcoolisation intra-utérine sont pudiquement et honteusement cachées mais beaucoup trop fréquentes en France où aucune campagne n'est réellement engagée pour protéger des enfants qui n'ont rien demandé à personne et, surtout pas à être des poivrots bien avant leur naissance. C'est un domaine de santé publique concernant de surcroit des innocents qui ne peuvent rien faire pour se défendre. L'État se lavant les mains du sort de ceux qui sont encore loin du droit de vote, c'est un véritable devoir civique que de diffuser l'information chaque fois que l'occasion se présente.

La femme enceinte ne doit pas boire une seule goutte d'alcool, quel qu'il soit.

Mieux, il faudrait être abstinent dès avant la conception. Mais faut pas rêver quand même ...

De la coupe aux lèvres, il y a la place pour un malheur.[36]

Car le vin ne se boit pas, il se déguste.

Tout le secret du vin est là. Tout le plaisir aussi.

Ceci nécessite un apprentissage et une capacité d'hédonisme qui est incontestablement la chose la moins partagée du monde.

CHAPITRE 2
PETITE HISTOIRE DE LA VIE

Après avoir exploré les moindres recoins de sa planète, l'homme part à la conquête de l'univers. Pétri de logique cartésienne, armé de micro-ordinateurs, sûr de sa science, de sa technique et du bon droit qu'il s'est octroyé, il a négligé de partir à sa propre conquête.

Aussi a-t-il oublié qui il était.

Cela, les hommes premiers le savaient. Ils parlaient au Vent, au Soleil et au Ciel et le Vent, le Soleil et le Ciel leur répondaient. Nous regardons ces ancêtres sans les voir, de l'œil amusé et compatissant de l'aîné qui juge son petit frère quelque peu enfantin. C'est étrangement retourner les choses.

Nous avons des certitudes. Ils avaient des connaissances.

Intuitives, fragiles et vivantes comme le souffle qui les animait, mais incompréhensibles pour nous qui n'avons même pas envisagé de relever leur héritage, nous les avons classées dans le rayon des vieilles choses et des superstitions, pour ne pas dire du ridicule. C'est pourtant nous qui nous retrouvons amnésiques, et souvent sans le savoir.

Alors, peut-être est-il temps de se rappeler qui nous sommes.

Nous sommes les enfants du soleil et des arbres.

Ou de la lumière des plantes. Ou du ciel et de la terre. Choisissez l'expression que vous préférez, elles sont pratiquement identiques. Et si vous ne me croyez pas, partez à la découverte du véritable pays des merveilles, celui, comme dirait André Dhôtel, où l'on n'arrive jamais, autrement dit votre propre pays.

Et d'abord, pourquoi avons-nous besoin de boire ? Et de manger ? Et de respirer ?

Pour deux choses seulement :

– avoir les matériaux nécessaires à la construction et la réparation constante de l'organisme.

– et fabriquer l'énergie qui nous maintient en vie.

Si la fée Carabosse, par quelque sortilège, nous faisait le cadeau empoisonné de recevoir ex nihilo l'énergie et les matériaux dont nous avons besoin, plus la peine de se nourrir ni de respirer. Inutile le repas préparé avec amour puis partagé autour de la table commune, inutile l'air frais des cimes qui pique les joues, inutile le chant de la source dans le bois, le crissement de la forêt après la pluie où l'amadouvier pousse sur l'arbre mort, et inutile le vent de la mer, chargé d'iode et d'îles au trésor, de légendes et de devenirs.

Mais avant d'en arriver là, et bien avant que le premier poisson ne donne son premier coup de nageoire, ce sont les plantes qui ont régné sur la terre pendant des millions d'années. Et pour une raison bien simple : **elles seules sont capables d'utiliser l'énergie solaire**. Grâce à la photosynthèse. Elles arrivent ainsi à capter l'eau et les minéraux du sol qu'elles transforment en minéraux organiques, c'est-à-dire vivants. Par l'alliance symbiotique qu'elles ont conclu avec les microorganismes telluriques qui tapissent leurs racines, elles absorbent en particulier l'azote, ce que les animaux et les hommes sont incapables de faire. Or l'azote est l'élément indispensable des acides aminés, briques fondamentales qui forment les protéines. Donc, sans les plantes, pas la moindre amibe pour paresser dans la flaque d'eau laissée par l'orage, pas la moindre hirondelle pour annoncer un printemps sans chant d'oiseau, pas le moindre Adam pour savourer la succulence du fruit défendu et pas la moindre Eve pour le consoler.

Les animaux mangent les végétaux qui leur assurent l'indispensable apport azoté pour construire leurs protéines, ils absorbent aussi de l'oxygène pour assurer leur anabolisme et rejettent du gaz carbonique par leur catabolisme. Les végétaux utilisent ce gaz carbonique, rejettent de l'oxygène et rendent les minéraux assimilables par les animaux. Comme dans la fable "l'huître et les plaideurs" de ce bon Monsieur de La Fontaine, l'homme met tout le monde d'accord en mangeant aussi bien les animaux que les végétaux et son apport azoté se fait par ces deux voies complémentaires.

Mais animal ou homme, à sa mort, chacun retourne à la terre, le tout est recyclé par nos frères végétaux et le grand cirque comme le grand cycle de la vie continue inexorablement.

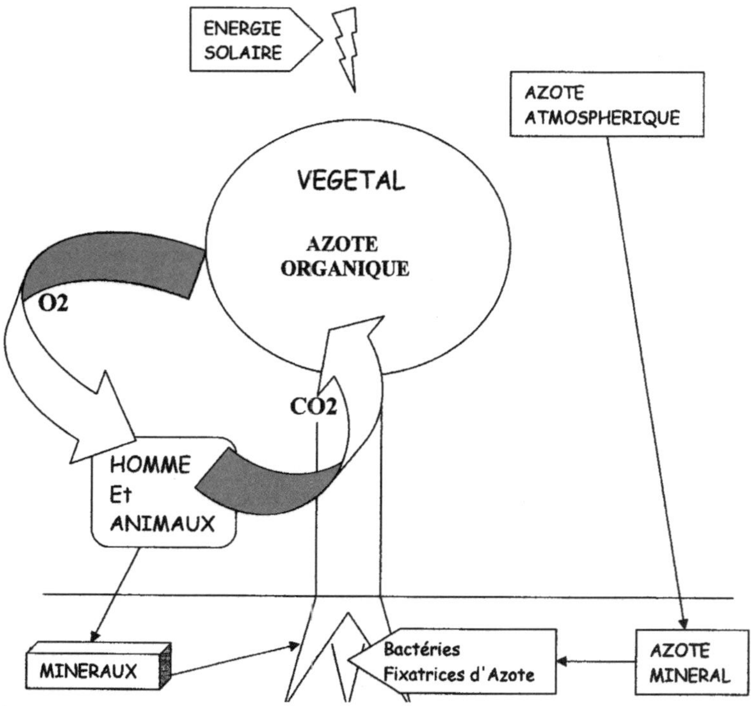

Le Cycle Minéral, Animal et Homme
Selon le Professeur Robert Nègre,
"L'Alimentation, risque majeur"
(Ed Ellipses)

Toute l'énergie dont dispose la terre vient directement ou indirectement de l'énergie solaire.

Seuls les végétaux sont capables de l'utiliser par la photosynthèse.

Ils nous permettent aussi de transformer les minéraux inorganiques, dont l'azote, clé de voûte des protéines, en minéraux organiques.

Les aliments sont, certes les serviteurs indispensables de la vie.

Mais la vie, elle, qu'est-ce que c'est ? Et comment est-elle apparue ?

La science n'a jamais prétendu répondre à un improbable pourquoi. Mais elle a des réponses au comment. Et la limpidité de ces réponses fait un formidable pied de nez à la complexité de ses mécanismes. Cela vaut bien un petit détour par l'épopée de nos origines, dans la paléontologie du cosmos dont nous sommes les descendants lointains mais cependant directs. Alors, prenons notre bâton de pèlerin car nous n'allons pas partir du déluge mais de beaucoup plus loin.

Au commencement était le Big Bang.[37]

Les astrophysiciens nous apprennent que l'hydrogène s'est formé dès les premières minutes de l'univers. Il est l'élément :

– Le plus simple : un seul électron tournant autour d'un noyau représenté par un seul proton. Difficile de faire moins, en deçà, point de matière.

– C'est, par là même, le plus léger.

– Mais c'est aussi le plus abondant, à telle enseigne que, malgré sa légèreté, il représente 75 % de la masse de l'univers.

L'hélium, qui est formé de la réunion de quatre atomes d'hydrogène, apparu pratiquement en même temps, représente 23 % de cette masse. Avec quelques gaz rares, hydrogène et hélium pèsent donc, à eux seuls, 98 % de la masse de l'univers. Tous les autres éléments qui composent non seulement les planètes mais aussi nous-mêmes (Magnésium, Calcium, Fer, Potassium, Sodium etc., etc.) sont apparus plus tard, engendrés par le ventre incandescent du soleil et des étoiles. Mais il ne leur reste que la portion congrue, à peine

2 %. De plus, sur la bonne centaine d'éléments du tableau de Mendeleïev, moins du quart concernent le vivant. En clair, moins de 0,5 % en poids (ou, plus exactement, en masse). Et c'est cette infime fraction qui, en s'associant à l'hydrogène, va permettre l'éclosion de la vie.

Au cœur des étoiles, le carbone se forme par la réunion de trois noyaux d'hydrogène. Expulsées dans le vide intersidéral, les chaînes carbonées assureront la matrice de toute molécule vivante. Nous sommes bel et bien formés des "poussières d'étoiles" dont parlait Hubert Revees.

Par son noyau, l'hydrogène est le père de tous les autres éléments et par son électron, il est porteur des potentialités physicochimiques, en particulier des réactions d'oxydoréduction indispensables à la chimie de la matière vivante. Comme dans les contes où le héros est sauvé par le personnage dont l'apparence est la plus insignifiante, c'est l'élément le plus simple qui porte le destin de l'univers.

Ainsi le mécanisme de la vie s'enclenche-t-il par la rencontre de deux "principes complémentaires", l'explosion première, matérialisée par l'hydrogène et les étoiles, génitrices des autres éléments. Toutes nos molécules sont donc composées de l'élément le plus abondant, et d'éléments qu'on peut qualifier de rares mais ce sont précisément ceux-ci qui vont donner leur spécificité à ces mêmes molécules. Et c'est par la grâce de cette alliance "qu'il y a quelque chose plutôt que rien".

Dans la "soupe primitive" et assez peu ragoûtante pour nous qui recouvrait notre planète dans sa prime jeunesse, il y avait surtout du méthane, de l'azote et du gaz carbonique. Mais pas d'oxygène. Source improbable de vie apparemment. Erreur, les archéobactéries se sont voluptueusement développées dans ce milieu parfaitement anaérobie.

Mais l'Évolution n'en faisait déjà qu'à sa tête et, pendant que l'oxygène faisait la grasse matinée, les protolagues "inventaient" la photosynthèse. Or celle-ci rejette un "déchet" très toxique pour les organismes anaérobies : l'oxygène ! Alors lentement mais inexorablement, jour après jour, année après année, siècle après siècle et millénaire après millénaire, l'oxygène est sorti paresseusement du ventre des océans. Les anaérobies comprirent alors que leurs jours étaient comptés et étaient près de capituler lorsque, contre toute attente, un général anaérobie entra en résistance en déclarant que, s'ils avaient perdu une bataille, ils n'avaient pas perdu la guerre. Ces paroles héroïques redonnèrent le courage et l'espoir, seul viatique des désespérés, et les survivants s'organisèrent en se terrant dans les confettis de leur empire où l'air était encore respirable, c'est-à-dire sans oxygène. Et c'est pourquoi, aujourd'hui encore, on trouve leurs descendants dans les grands fonds sous-marins où ils captent leur énergie auprès des sources chaudes et on en a trouvé récemment dans des grottes totalement privées d'air depuis des millions d'années. Bien mieux, en attendant des jours meilleurs, ils se cachent là où ils savent qu'on ne pourra les déloger : 90 % de notre flore intestinale est composée d'anaérobies !

Quelle que soit la morale de cette histoire, hydrogène, oxygène, carbone et azote sont les jeux de Légo de la création et Dieu, qui était très gamin à l'époque, va étrenner son beau jouet tout neuf. Imaginez d'ailleurs ce que vous auriez fait à sa place, en sachant que tous ces éléments ne demandent qu'à s'accrocher ensemble mais que :

– l'hydrogène n'a qu'un site d'accrochage : H –

– l'oxygène en a deux : – O –

– quant au carbone, grand seigneur, il en a quatre : $-\overset{|}{\underset{|}{C}}-$ ou = C =

Oxygène et hydrogène ne peuvent guère faire que H – O – H ou, plus simplement H_2O, c'est-à-dire l'eau. Ce n'est déjà pas si mal puisque l'eau est l'élément primordial de la vie et le plus déshydraté des vieillards contient entre 55 et 60 % d'eau. Bien mieux, la vie aérobie, c'est-à-dire la nôtre, est apparue dans la mer et grâce à elle et c'est le seul et unique endroit où elle pouvait un jour se manifester.

Mais la chimie organique est la chimie du carbone. Sans lui non plus pas de vie possible, pas de fleurs, pas d'abeilles pour les butiner et pas d'hommes pour boire leur miel ni pour rêver aux mystères qui animent la voûte étoilée. Il n'y aurait que poussières d'étoiles dont parle Hubert Reeves pour chauffer inutilement leurs atomes morts au soleil. C'est parce qu'il est tétravalent et qu'il peut ainsi faire de multiples combinaisons, avec les autres éléments comme avec lui-même, que le carbone est un des "chaînons marquants" entre l'organique et le minéral, le vivant et le non vivant.

Le plus simple de ses dérivés est un gaz incolore formé d'un atome de carbone couronné par quatre atomes d'hydrogène : CH4.

Ou encore :

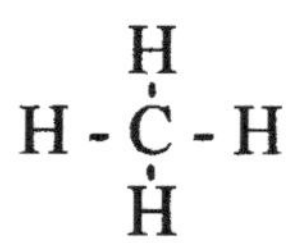

C'est le méthane ou gaz des marais qui doit son nom au fait qu'il se forme spontanément par décomposition de matières organiques dans les marécages.

En y ajoutant un radical acide COOH, on obtient l'acide acétique :

CH3 COOH **ou**

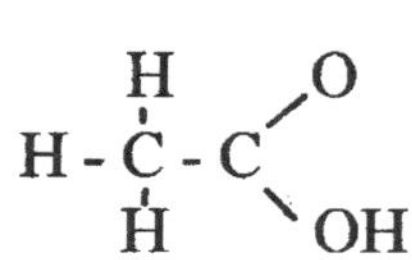

Vous le connaissez bien, c'est lui qui donne son goût, son odeur et son piquant au vinaigre.

En fait tout était prévu, dès le début de la création, pour que l'homme puisse faire ses salades.

De carbone en carbone, on peut même allonger la chaîne, rien que pour le plaisir de voir ce que ça donne.

LES ACIDES GRAS

En rajoutant simplement deux carbones, on obtient le premier acide gras, l'acide butyrique qui, comme son nom le suggère, est un des acides gras du beurre :

$$CH3 - CH2 - CH2 - COOH$$

Extrémité Méthyle ω (Oméga)	Chaîne Carbonée	Extrémité Carboxyle δ (Delta)

Ainsi, un acide gras est-il formé d'une chaîne carbonée contenant jusqu'à à vingt deux atomes de carbone. À une extrémité se trouve un groupe méthyle dite Oméga : CH3, à l'autre extrémité un groupe carboxyle dit Delta : COOH.

Les carbones se comptent en partant de l'extrémité méthyle ou Oméga.

Les acides gras saturés n'ont pas de double liaison entre les carbones : l'acide butyrique est un acide gras saturé. Ayant toutes ses liaisons prises, il n'a pas la possibilité de "tendre la main" à un autre atome, hydrogène ou autre et on peut déjà prédire que cette "infirmité réactionnelle" va le limiter dans ses activités biologiques.

L'acide palmitique, que l'on trouve bien évidemment dans l'huile de palme, est un grand acide gras saturé. Il se présente comme une "tige" rigide formée de 16 carbones :

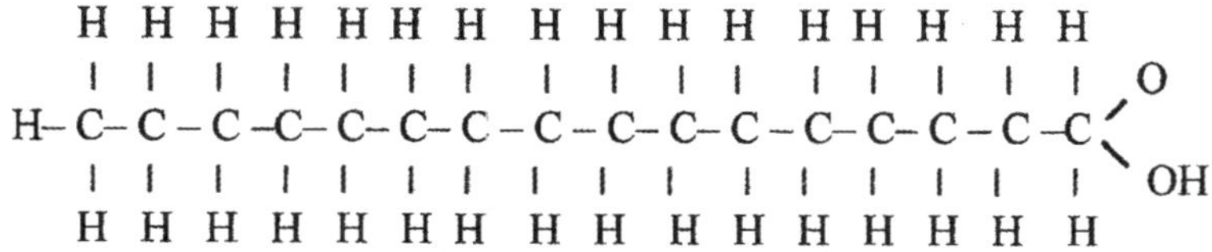

Ou, plus simplement : CH3 $(CH_2)^{14}$COOH

On le qualifie ainsi : C16 :0 c'est-à-dire 16 carbones et pas de double liaison.

Mais deux carbones peuvent aussi perdre chacun un hydrogène et gagner ainsi une double liaison. Par exemple le fameux acide oléique de la non moins fameuse huile d'olive. Il a 18 carbones et une double liaison entre le 9° et le 10° carbone : c'est un Oméga 9. (C18 :1 n-9).

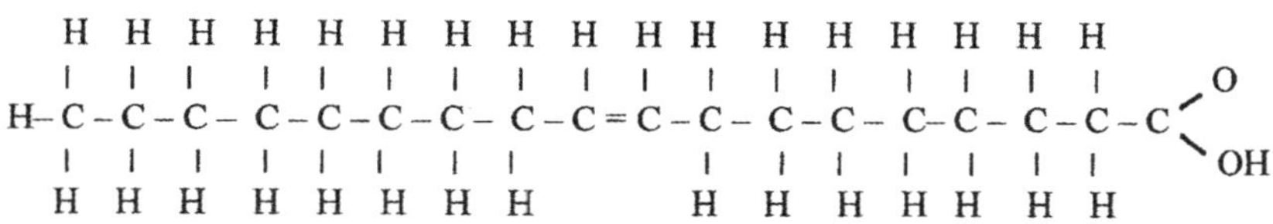

L'acide oléique est un acide gras monoinsaturé, c'est-à-dire qui n'a qu'une double liaison.

L'apparition de l'insaturation, c'est-à-dire de la double liaison est fondamentale pour la biologie des acides gras. C'est une véritable articulation dans la molécule qui, de rigide, devient flexible. Ainsi les acides gras sont-ils d'autant plus souples qu'ils ont davantage de doubles liaisons et ceci leur donne des potentialités fonctionnelles majeures. Quant aux acides gras saturés, ce sont les plus rigides d'entre eux. Or **la vie de toutes nos cellules dépend** de l'adaptabilité optimale et en particulier **de la souplesse de leurs membranes** qui, tout à la fois, les lient et les séparent du milieu extracellulaire.

En fait, une meilleure représentation spatiale de l'acide oléique serait :

```
                    H     H
                     \   /
                     C = C
                  CH2     CH2
               CH2           CH2
          CH2                    CH2
       CH2                          CH2
    CH2                                CH2
 CH2                                      CH2
CH2                                          CH2
CH3                                             COOH
```

Les deux ions hydrogène portés de part et d'autre des carbones 9 et 10 se repoussent et la molécule se voûte au niveau de sa double liaison. C'est la forme physiologique normale, en V très ouvert, ou "en bateau". Elle est dite Cis.

Et au plus il a de double liaisons, au plus la molécule se recroqueville sur elle-même et au plus elle est souple. Cette forme "en hameçon" permet aux acides gras de venir enrober et soutenir les protéines de la membrane cellulaire. Comme celles-ci doivent bouger quand elles ouvrent le canal transmembranaire pour assurer la vie de la cellule, on comprend l'importance vitale de la souplesse des acides gras.

On comprend aussi que la forme Trans, rigide car "en baïonnette", ne soit pas fonctionnelle. C'est celle qu'on rencontre dans les produits où les acides gras ont été martyrisés par les préparations industrielles.

Donc se rappeler que :

Plus un acide gras a de doubles liaisons, plus il est souple et adaptable[38].

Constituée de deux molécules d'acides gras qui se font face, la meilleure représentation qu'on puisse avoir de la membrane cellulaire est celle d'une bulle de savon. On l'a d'ailleurs qualifiée de "membrane fluide" et cette fluidité lui vient précisément des proportions qui doivent être optimales et ajustées "en temps réel" selon les besoins de la physiologie cellulaire entre acides gras saturés, monoinsaturés, polyinsaturés et cholestérol. Bien entendu, ces doubles liaisons donnent la possibilité aux acides gras insaturés de se lier à d'autres atomes mais au prix de leur saturation de plus en plus grande au fur et à mesure qu'ils perdent des doubles liaisons. C'est ce qui leur arrive quand on les chauffe par exemple. C'est la raison pour laquelle **les huiles insaturées (Colza, Noix, Soja, Lin par exemple) doivent impérativement être conservées au réfrigérateur et, bien sûr, ne jamais cuire**.

Contenant une grande quantité d'acides gras saturés, le beurre se présente sous une forme assez ferme. Les huiles sont fluides car elles contiennent plus d'acides gras insaturés et leur fluidité augmente parallèlement au degré d'insaturation. C'est pourquoi les huiles de colza ou de noix qui sont polyinsaturées, sont plus fluides que l'huile d'olive, monoinsaturée.

Les Acides Gras Essentiels

La Nature est à demi saint simonienne, c'est-à-dire que, si les végétaux n'ont pas besoin des hommes (ils se sont passés de nous pendant des dizaines de milliers d'années), **nous dépendons entièrement des végétaux pour survivre**. Nous pouvons effectivement fabriquer plusieurs acides gras, mais les plus insaturés sont hors de notre compétence biologique.

Or sans eux on ne peut tout simplement pas vivre.

Ces acides gras sont dits essentiels.

Ce sont **l'acide linoléique** et **l'acide alpha linolénique**. (α linolénique)

L'acide linoléique est le chef de file de la série des oméga 6. C'est un 18 :2 n-6, c'est à dire18 carbones et deux doubles liaisons dont la première est sur le carbone n° 6.

CH3 –↕–↕–↕–↕–↑=↑–↕–↑=↑–↕–↕–↕–↕–↕–↕–↕– COOH[39]

Les doubles flèches représentent CH2 et les flèches simples CH. Les deux doubles liaisons donnent à cette molécule plus de souplesse que n'en a l'acide oléique. Car la représentation graphique que vous avez devant les yeux est une molécule morte, il faut l'imaginer en perpétuel mouvement dans toutes les dimensions de l'espace autour de ses deux doubles liaisons.

L'acide α **linolénique** est le chef de file des oméga 3. C'est un 18 :3 n-3 (18 carbones et trois doubles liaisons, dont la première est sur le carbone n° 3).

CH3–↕–↑=↑–↕–↑=↑–↕–↑=↑–↕–↕–↕–↕–↕–↕–↕– COOH

“Superinsaturé” si on peut dire, il est encore plus souple que l'acide linoléique.

Les acides gras essentiels, Oméga 3 et Oméga 6, sont les maîtres, aussi bien de la physiologie que de la pathologie de la membrane cellulaire. Mais ce n'est que le début de leur aventure métabolique car c'est toute leur lignée qui est indispensable à notre survie.

L'acide α linolénique (oméga 3) est à l'origine de l'EPA et du DHA qui sont, en réalité, les véritables acides gras essentiels, tout comme l'acide arachidonique qui vient, lui, de l'acide linoléique (oméga 6).

Le tableau page 117 montre l'origine alimentaire ainsi que les cascades métaboliques de l'acide oléique (monoinsatuté) et des deux acides gras essentiels : le linoléique et l'alpha linolénique. Elles ne sont rendues possibles que par les cascades enzymatiques correspondantes et, malgré l'apparente complexité, l'ensemble est en réalité assez simple. Nous constatons en effet que :

– les acides gras essentiels ont un nombre pair de carbones (18).

– ils sont soumis à l'action de deux séries d'enzymes :

- les désaturases qui leur rajoutent une double liaison
- et les élongases qui leur rajoutent deux carbones.

En fin de cycle, tous se retrouvent avec 22 carbones mais pas avec le même nombre de doubles liaisons et pas avec la même place pour ces doubles liaisons. Toutes leurs propriétés biologiques en découlent.

De plus, et ça paraît étrange à première vue, il est impossible de sauter d'une colonne à l'autre. Par exemple, pour passer de l'acide arachidonique qui a 20 carbones et 4 doubles liaisons à l'EPA qui a, lui aussi, 20 carbones mais 5 doubles liaisons, il n'y aurait théoriquement qu'à rajouter une double liaison. Or la Nature ne le permet pas. Les désaturases ne peuvent ajouter de double liaison qu'après la première, jamais avant. Il n'est donc pas possible de rajouter une double liaison en C3 sur un acide gras dont la première est en C6. En clair, un oméga 6 reste un oméga 6 "toute sa vie". Un oméga 3 aussi car il n'y a pas d'enzyme permettant de reculer la première double liaison.

Ce tableau met en évidence des faits importants, à savoir qu'à la cascade métabolique depuis les acides gras essentiels (linoléique et alpha linolénique) pour aboutir au GLA, DGLA et acide arachidonique d'un côté, ainsi qu'à l'EPA et au DHA de l'autre, se surajoute un apport alimentaire direct. Les huiles d'onagre et de bourrache apportent du GLA sans intervention de la Delta 6 désaturase, la viande apporte de l'acide arachidonique et les poissons gras des mers froides de l'EPA et du DHA.

LES ACIDES GRAS

MONOINSATURES		POLYINSATURES		
Acide Oléique C 18:1 n-9		***Acide Linoléique*** C 18:2 n-6		***Acide Alpha Linolénique*** C 18:3 n-3
Olive, amande, Noisettes, volailles		***Colza, soja, sésame, Maïs, tournesol, Pépins de raisins***		***Colza, noix, soja, Lin, chanvre, Pépins de cassis***
↓	*Delta 6 Désaturase*	↓	*Delta 6 Désaturase*	↓
C 18:2 n-9		Acide Gamma Linolénique **G L A** C 18:3 n-6 ***Onagre, bourrache, Pépins de cassis***		C 18:4 n-3
↓	*Elongase*	↓	*Elongase*	↓
C 20:2 n-9		Ac. Dihomo Gamma Linoléique **D G L A** C 20:3 n-6		C 20:4 n-3
↓	*Delta 5 Désaturase*	↓	*Delta 5 Désaturase*	↓
C 20:3 n-9		***Acide Arachidonique*** C 20:4 n-6 ***Viande, foie, œuf***		***Ac. Eicosapentaenoïque*** **E P A** C 20:5 n-3 ***Poissons des mers froides***
		↓	*Elongase*	↓
		C 22:4 n-6		Ac. Docosapentaenoïque C 22:5 n-3
		↓	*Delta 4 Désaturase*	↓
		C 22:5 n-6		***Ac. Docosahéxaenoïque ou Acide Cervonique*** **D H A** C 22:6 n-3 ***Poissons des mers froides***

L'acide oléique et les Acides Gras Essentiels (linoléique et alpha linolénique).

Pourquoi tant insister sur les acides gras ? Parce qu'ils sont tout simplement vitaux. Ils servent en effet :

– de réserve énergétique. Absorbés tels quels ou fabriqués à partir du glucose, ils permettront de refabriquer du glucose selon les besoins énergétiques de l'organisme[40].

– ce sont des constituants essentiels de toutes les membranes cellulaires et, en particulier, de nos neurones (le fait que l'acide docosahéxaenoïque (DHA) ait été nommé acide cervonique par Jean Michel Bourre est tout à fait parlant à cet égard) ainsi que de nos artères. On entend parfois dire qu'on a l'âge de ses artères. En fait, on a l'âge de ses artères et de ses neurones.

– enfin, ils sont à l'origine de composés biologiques majeurs.

Effectivement, comme le montrent les tableaux page 119, le DGLA est à l'origine des prostaglandines de type 1, l'EPA des prostaglandines de type 3 et l'acide arachidonique des prostaglandines de type 2, des prostacyclines, du thromboxane et des leucotrirènes.

Inventaire à la Prévert ! On a tout et son contraire : vasodilatation et vasoconstriction, agrégation plaquettaire et effet antiagrégant. Si on comprend bien les uns, on comprend mal les autres : pourquoi fabrique-t-on des molécules agressives, telles qu'allergisantes, inflammatoires ou provoquant une agrégation des plaquettes sanguines qui peut aller jusqu'à la thrombose[41] ? C'est tout bonnement parce qu'on en a besoin. Constamment attaqué, l'organisme réagit par des inflammations localisées et maîtrisées, colmate en permanence des mini brèches vasculaires. Là où ça pose problème, c'est quand la défense dépasse son but. C'est alors la riche cohorte des maladies autoimmunes qui sont d'ailleurs en augmentation constante.

Le chemin métabolique pour arriver aux prostaglandines et autres dérivés des acides gras essentiels demande l'interven-

<u>*Acide Linoléique*</u> (oméga 6)

Colza, soja, sésame, Maïs, Tournesol, pépins de raisins

Δ 6 désaturase → ↓

G L A

Onagre, Bourrache, Pépins de cassis

Elongase → ↓

D G L A → **P G E 1**
PROTECTION CARDIO-VASCULAIRE : *VASODILATATION, ANTIAGRÉGATION PLAQUETTAIRE IMMUNITÉ*

Δ 5 désaturase → ↓

Acide Arachidonique

↓ ↓ ↓ ↓

P G E 2 : *INFLAMMATION, ALLERGIE, AGRÉGATION PLAQUETTAIRE*
PROSTACYCLINE : *ANTI AGRÉGATION PLAQUETTAIRE ET VASODILATATEUR PUISSANT*
THROMBOXANE A2 : *AGRÉGATION PLAQUETTAIRE, VASOCONSTRICTEUR*
LEUCOTRIRENES : *ALLERGIE, INFLAMMATION, BRONCHOCONSTRICTEUR, ASTHME, RADICAUX LIBRES*

Les devenirs métaboliques des Oméga 6.

<u>***Acide Alpha Linolénique***</u> ***(oméga 3)***

Δ 6 Désaturase → ↓
C 18:4 n-3
Elongase → ↓
C 20:4 n-3
Δ 5 Désaturase → ↓

E P A → **PGE 3 et PGI 3 :** *ANTIAGRÉGANT ET VASODILATATEUR*

Elongase → ↓
C 22:5 n-3
Δ 4 Désat. → ↓
D H A

Les devenirs métaboliques des Oméga 3.

tion de plusieurs enzymes : une élongase et deux désaturases. Quant au DHA (l'indispensable acide cervonique), l'organisme n'y parvient qu'avec le concours de deux élongases et trois désaturases.

En temps normal, nous y arrivons en partant d'une huile végétale : noix, colza, soja, ou lin. Or, outre que certains ont une paresse enzymatique d'origine génétique, l'activité de ces enzymes est déficiente chez le tout petit comme chez le vieillard et elle baisse régulièrement à partir de la cinquantaine. Mais le bébé et le vieillard sont loin d'être les seuls à pâtir de la défaillance des désaturases et, parmi les principales causes d'inhibition de cette enzyme, se trouvent l'alcool, le tabac, l'hypercholestérolémie, le déséquilibre en acides gras saturés ou même monoinsaturés, l'hyper et l'hypoglycémie, le diabète, les candidoses et les infections virales, le syndrome prémenstruel, l'hyperthyroïdie, l'hyperphagie, l'obésité, les régimes sévères, l'anorexie, les antiinflammatoires, les corticoïdes ! En fait, toutes les situations où l'organisme est agressé, sans oublier le stress avec son cortège de sécrétion d'adrénaline, de corticostéroïdes et, pour le stress chronique, de thyroxine, toutes ces hormones étant inhibitrices.

De plus, la présence de Fer, de Cuivre, de Zinc et de Magnésium est indispensable à l'action enzymatique. Or les femmes sont souvent carencées en fer, le vieillard (et bien souvent l'adulte) est pratiquement toujours carencé en zinc et tout le monde est carencé en magnésium !

On voit aussi que **les viandes** apportent directement de l'acide arachidonique, précurseur de prostaglandines proinflammatoires. **Il est donc sage de les supprimer lors de tout état inflammatoire ou infectieux, quelle qu'en soit sa cause**.

Les delta désaturases et les élongases étant les mêmes pour les deux chaînes oméga 6 et oméga 3, tout se passe comme s'il y avait une compétition au profit des oméga 6, tout simplement parce que ceux-ci sont présents en beaucoup plus grande quantité dans l'alimentation moderne. Le résultat est que nous manquons chroniquement d'oméga 3. Il y a relativement peu de temps qu'a été mis en évidence le rôle majeur du DHA ou Acide Cervonique dans le développement cérébral du petit enfant. Comme "il y a un temps pour les semailles et un temps pour les moissons"[42], il y a un temps très précis pour l'élaboration fonctionnelle du cerveau et chaque étape manquée est pratiquement irrattrapable et l'alimentation moderne est particulièrement carencée en oméga 3.

Quant au rapport entre les oméga 3 et 6, il a une importance biologique considérable. On estime qu'il devrait être entre 1/4 et 1/5. Au néolithique il était entre 1 et 1/2 ! Actuellement, selon les endroits et les habitudes alimentaires, il oscille entre 1/25 et 1/50, et ce déséquilibre accentue la carence en oméga 3. Nous en pâtissons par de multiples expressions pathologiques dont les plus criantes sont les pathologies cardio-vasculaires et cancéreuses, principales causes de mortalité de la société occidentale où, si cette carence n'est pas la seule cause, elle n'en reste pas moins une des principales, comme d'ailleurs dans la plupart, sinon toutes les pathologies plus ou moins liées au vieillissement, arthrose, problèmes neurologiques, dépression.

Mais la nature est pourtant bonne fille. En effet, pour la chaîne des oméga 6, les huiles d'onagre et de bourrache nous apportant directement l'acide gamma linolénique, nous pouvons nous payer le luxe de "sauter" l'étape de la delta 6 désaturase quand elle est déficiente. Mais surtout, pour les oméga 3, l'huile de chair de poisson des mers froides (**saumon** par ex.) et des poissons gras (**sardine, maquereau, flétan**) nous apporte l'EPA et le DHA sans que nous ayons besoin de faire intervenir aucune désaturase comme aucune élongase. C'est un cadeau royal pour nos artères et nos neurones quand nos enzymes renâclent à la tâche suite à un coup de blues ou un coup de vieux et c'est ce qui explique **l'impact remarquablement positif sur la santé de la consommation de tels poissons, ne serait-ce que trois fois par semaine**. D'ailleurs, les meilleurs scores sur la prévention cardio-vasculaire, l'action antiinflammatoire et même la prévention anticancéreuse, notamment pour le cancer du sein, ont été obtenus avec l'association des deux extrémités de la chaîne : **Acide alpha linolénique, sous forme d'huile de colza ou de noix par exemple, et l'EPA-DHA, sous forme de compléments alimentaires d'huile de chair de poisson des mers froides**.

LES GLUCIDES

Appelés aussi hydrates de carbone car ils sont formés d'un atome de carbone pour une molécule d'eau, leur formule est du type : $C_n(H_2O)_n$. Certains se rappelleront avec quelque nostalgie ou avec quelques sueurs froides la célèbre formule du glucose : $C_6 H_{12} O_6$

Avec les acides gras et les acides aminés, les glucides forment le trépied magique des molécules de la vie. Ils se décomposent en sucres simples et complexes, ce qui leur confère des propriétés très différentes.

Les sucres simples ou oses ou monosaccharides

Ce sont le glucose, le galactose, le mannose et le fructose.

Ce sont tous des isomères, c'est-à-dire qu'ils ont les mêmes atomes et en nombre égal mais avec une organisation spatiale différente.

Le glucose en est le plus brillant représentant. C'est le sucre le plus abondant de notre organisme pour l'excellente raison que c'est le carburant de nos cellules, entre autres nos cellules cérébrales qui ont la curieuse exigence de le consommer vingt-quatre heures sur vingt-quatre, qu'elles "travaillent" ou non (en fait elles ne se reposent jamais).

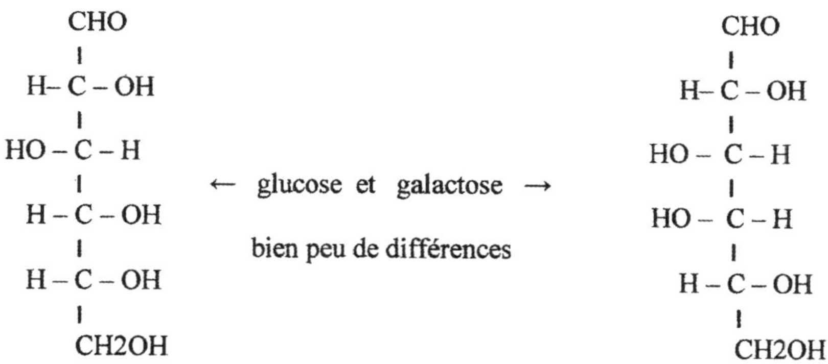

Pourtant, cette simple différence d'organisation spatiale va faire que le galactose, de même que le fructose, seront assimilés plus lentement que le glucose puisqu'ils devront précisément être d'abord transformé en glucose.

Les jus de fruits contenant du glucose et du fructose fermentent naturellement, ce qui explique que le vin, le cidre ou même la bière aient été les compagnons des joies et des peines des hommes depuis les temps les plus reculés.

Les disaccharides ou diholosides

Elles sont formés de l'association de deux molécules de sucres simples :

– le saccharose, c'est le sucre de canne ou de betterave. Il résulte de l'association d'une molécule de glucose et d'une molécule de fructose.

Il est le seul à avoir droit à l'appellation de sucre. L'étiquetage "sans sucre ajouté", veut simplement dire qu'on n'a pas rajouté de saccharose, mais rien ne garantit l'absence d'autres sucres. Subtil, n'est-ce pas ?

– le lactose (glucose + galactose) se trouve dans le lait.

– le maltose (deux molécules de glucose) se trouve dans le malt et l'orge germé.

Les polysaccharides ou polyholosides

Ce sont des chaînes, parfois très longues, jusqu'à plusieurs milliers, voire plusieurs dizaines de milliers de sucres simples. Elles perdent alors leur goût sucré.

– le glycogène est la forme de stockage du glucose (c'est-à-dire le réservoir énergétique) chez l'homme et les animaux (et, comme nous l'avons signalé, chez un étrange original : le champignon !). Nous avons vu que c'est Claude Bernard qui a mis en évidence la "fonction glycogénique du foie" où le glycogène est synthétisé, stocké, puis relargué sous forme de glucose immédiatement utilisable selon les besoins de l'organisme.

– l'amidon est "le glycogène végétal" si on peut dire, c'est-à-dire la réserve énergétique des plantes qui le fabriquent grâce à la synthèse chlorophyllienne. Il tient une place très importante dans l'alimentation humaine et, de plus, son indice chimique est bas (autrement dit, c'est un sucre "lent"), ce qui lui donne des qualités énergétiques de première importance.

– la cellulose qui est le constituant des parois cellulaires des végétaux est aussi un sucre ! À la différence de l'amidon, ses chaînes ramifiées ne sont pas assimilables par l'homme.

Constitué de cellulose et contenant une grande réserve d'amidon, un arbre n'est pas autre chose, chimiquement parlant, qu'un gros pain de sucre, mais je ne sais pas si cette révélation consolera ceux qui, un samedi soir, ont vu un platane avec 2 grammes d'alcool dans la sève, se précipiter sur le capot de leur voiture.

LES ACIDES AMINÉS

Ce sont les constituants des protéines. Nous avons vu que le carbone, l'oxygène et l'hydrogène permettaient de faire aussi bien des acides gras que des glucides. La caractéristique des acides aminés est d'être, en plus, porteurs d'azote[43]. Ils ont une extrémité acide (COOH) et une extrémité amine (NH_2). Leur formule générale est donc du type :

$NH_2 - (CH_2)^x - COOH$

Comme les briques nous permettent de fabriquer nos maisons, les acides aminés nous permettent de fabriquer nos protéines. Mais on ne peut guère aller plus loin dans la comparaison car, si les briques sont identiques, il existe une vingtaine d'acides aminés différents et c'est leur association dans une configuration spatiale précise qui autorise la création d'un nombre pratiquement indéfini de protéines. Deux acides aminés peuvent fusionner pour former un dipeptide, trois pour former un tripeptide et, d'une façon générale, les petites protéines formées d'un petit nombre d'acides aminés sont appelées peptides, puis polypeptides quand leur nombre croit. Les protéines, elles, comprennent d'une centaine à plusieurs milliers d'acides aminés.

Les protéines assurent la structure de nos cellules, de nos enzymes, de nos hormones, de nos neurotransmetteurs, de notre ADN et, par les anticorps, d'une partie de notre système immunitaire.

Ainsi, les acides aminés représentent-ils la clé de voûte du vivant.

Sans eux, l'amibe, les animaux et l'homme n'existeraient pas.

L'organisme sait fabriquer une douzaine d'acides aminés sur la vingtaine dont il a besoin. Mais huit restent au dessus de ses compétences et il doit impérativement les trouver dans son alimentation (et ce, sous peine de mort !). Ces acides aminés sont, eux aussi, dits essentiels. Ce sont :

– la leucine, l'isoleucine, la thréonine, la méthionine, la lysine, la phénylalanine, le tryptophane et la valine.

Tous les acides aminés doivent être présents ensemble dans l'alimentation, mais pas en quantités égales. Dans une ville, il y a des boulangers, des électriciens, des médecins, des professeurs, des avocats... sans qu'il y ait pour autant le même nombre de médecins que de plombiers ou d'épiciers, la seule chose qui compte est que l'ensemble social soit cohérent. Et si, comme dans “La Femme du Boulanger” de Pagnol, le boulanger est défaillant, c'est toute la communauté qui est dans le pétrin. Il en est de même avec **les acides aminés : si un seul est en carence, tous le deviennent par limitation de leur absorption**. C'est ce qu'on appelle le facteur limitant. Cette notion est fondamentale, les meilleures protéines du monde sont plus ou moins entachées d'un facteur limitant. Il est meilleur chez les protéines d'origine animale et moins bon chez les protéines végétales[44]. **D'où la nécessité, pour le végétarien, de connaître le problème et de le minimiser, dans toute la mesure du possible, par des associations judicieuses**.

Mais ce n'est pas tout, certains acides aminés entrent en compétition d'absorption entre eux. Par exemple, la phénylalanine, précurseur de neurotransmetteurs fondamentaux, la dopamine, l'adrénaline et la noradrénaline, est en compétition d'absorption avec le tryptophane, précurseur de neurotransmetteurs tout aussi fondamentaux, la sérotonine et la mélatonine. De plus, pour son cheminement métabolique, la première aura besoin de vitamines du groupe B, de fer et de cuivre et le second de vitamines B et C, de zinc, et de magnésium. Dans tout ça, l'organisme aura bien du mal à maintenir un taux optimal de phénylalanine et de tryptophane, surtout en tenant compte de la nécessité de s'adapter constamment à des besoins éminemment variables selon les circonstances. Et il en est ainsi pour tous les acides aminés. Non seulement ils entrent plus ou moins en compétition les uns avec les autres, mais ils ont besoin de minéraux et de vitamines bien précises pour pouvoir être fonctionnels.

Tant qu'à donner un exemple du métabolisme des acides aminés, autant le prendre dans un domaine où nous pourrons en tirer des conséquences thérapeutiques, celui de notre thymie, c'est-à-dire de notre humeur et de ce qu'elle induit, à savoir nos prises de décision. Comme toujours en physiologie, ces processus mettent en cause deux mécanismes antagonistes qui s'équilibrent l'un l'autre. C'est la "la balance émotionnelle et décisionnelle". De l'équilibre ou du déséquilibre de ses plateaux dépendent notre humeur du moment, notre plus ou moins grande maîtrise sur les évènements, mais aussi nos "bleus à l'âme", voire notre déprime et donc notre faculté d'action sur le monde extérieur.

Concurrencé non seulement par la dopamine mais aussi par d'autres acides aminés, le tryptophane est, dans bien des cas, en subcarence, voire en carence. D'où les fréquentes déprimes et les pertes de contrôle que Charlie Chaplin a si humoristiquement et si dramatiquement mis en scène dans "Les temps Modernes". D'où aussi le fabuleux succès des médicaments qui permettent d'épargner la sérotonine en la

La "balance émotionnelle et décisionnelle"
avec son fouet, la Dopamine, et sa bride, la Sérotonine.

Phénylalanine		
↓	*Fe Mg*	
Tyrosine	*Zn Cu*	**Tryptophane**
↓	*B2 B6*	↓
Dopamine	*B9 C*	**5 Hydroxy Tryptophane**
↓	*Méthionine*	↓
Noradrénaline		**Sérotonine**
↓		↓
Adrénaline	↑	**Mélatonine**

La Dopamine c'est le "**démarreur**"

Curiosité, regard sur le monde,

Activité exploratrice, motivation et initition de l'action

La Noradrénaline c'est la mémoire émotionnelle, l'hédonisme, la recherche de la gratification et du plaisir.

Déficit en Dopamine

Perte de motivation, repli sur soi

Indécision, émoussement affectif,

Anhédonie, douleur morale,

Difficulté d'entreprendre

Préoccupations paralysantes

Tendance suicidaire, Asthénie physique et morale.

Troubles du sommeil

La baisse de la Dopamine est responsable du syndrome du Déficit Neurobiologique de la post cinquantaine (fréquent)

La Sérotonine c'est le "**frein**"

Inhibition de l'action, permet de juger jusqu'où ne pas aller trop loin : évitement de la punition.

Déficit en Sérotonine

Impatience, irritabilité, agressivité,

Intolérance à la contradiction, à la frustration. Perte de contrôle,

Passage à l'acte, Appétence vers le sucré, surtout le soir.

Addictions : tabac, drogues, alcool,

Jeu, travail épuisant.

Prises de risques.

Difficultés d'endormissement.

recyclant au niveau de la synapse. L'efficacité de ces molécules est incontestable mais il est bien difficile ensuite de s'en désaccoutumer. Or, si on manque de sérotonine, la logique suggèrerait peut-être de donner du tryptophane qui est son précurseur naturel, l'organisme se débrouillant ensuite pour fabriquer la sérotonine dont il a besoin. Il en est de même pour la dopamine dont le précurseur est la phénylalanine. Ceci est parfaitement possible et c'est ce que nous verrons par la suite. Cette complémentation alimentaire (car c'est uniquement de cela qu'il s'agit) est douce, sans effets secondaires et pourrait remplacer les traitements chimiques dans pratiquement un cas sur deux. Mais voilà, il s'agit des molécules organiques les plus simples qui soient, elles ne sont donc pas brevetables, ce qui, il faut bien l'avouer, constitue un péché mortel aux yeux harpagonesques de l'industrie pharmaceutique.

Un autre neuromédiateur, l'Acétylcholine, est le neuromédiateur du système pyramidal. Délivrée au niveau de la plaque motrice, elle participe au mouvement. Jouant un rôle dans la fluidité des membranes cérébrales, elle est impliquée dans les facultés de mémorisation et l'état de calme intérieur. Sa fabrication, à partir de la Lécithine, puis de la Choline, nécessite la présence de Magnésium. L'âge et le stress, grands consommateurs de ce coenzyme, sont des facteurs de déficits fréquents qui peuvent être corrigés par la Lécithine de Soja, porteuse de la phosphatidylcholine.

Les neurotransmetteurs sont les éléments indispensables à l'expression de notre affectivité et de notre comportement. Mais eux-mêmes, comme nous venons de le voir, sont tributaires de leur environnement vitaminique et oligoélémentaire, cofacteurs obligés de leur métabolisme. Quant à leurs acides aminés précurseurs, ils ont deux barrières importantes à franchir : la muqueuse intestinale et la membrane cellulaire. La première dépend de l'écosystème intestinal et la seconde des acides gras polyinsaturés et principalement de l'équilibre optimal ω3, ω6 (1/4 à 1/5). C'est pourquoi **traiter une dépression sans assurer d'abord l'intégrité fonctionnelle du système hépato-digestif et la perméabilité de la membrane cellulaire mène en général à un échec prévisible**.

ENZYMES, COENZYMES, BIOCATALYSEURS

Le nombre et les variétés de réactions chimiques faites en un même temps par l'organisme sont considérables. On peut les refaire en laboratoire, mais une à une. Elles demandent alors un apport d'énergie (sous forme de chaleur) et des conditions de pH[45] spécifiques. Or la température et le pH du milieu intérieur sont remarquablement constants et ce sont les enzymes qui permettent la réalisation de réactions chimiques dans des conditions physiologiques, réactions qui, sans elles, mettraient des jours, voire des mois à s'effectuer.

Au point de vue structure, les enzymes sont des protéines. Mais leurs propriétés sont tout à fait particulières : elles ne sont impliquées que dans un type de réaction biologique qui leur est spécifique et sur un substrat qui, lui aussi, est spécifique. Par exemple, la première à être mise en jeu dans les processus de digestion est l'amylase salivaire qui coupe les longues chaînes d'amidon en sucres plus simples (disaccharides puis glucose).

“Une enzyme est adaptée à son substrat comme une clé à sa serrure”. C'est ce que tous les professeurs de science naturelle apprennent à leurs élèves dès le lycée et c'est vrai. Mais, s'il est nécessaire qu'une clé soit adaptée à sa serrure, on n'a cependant jamais vu une clé ouvrir une porte toute seule, il faut une impulsion extérieure qui fasse tourner la clé. Pour l'enzyme, cette impulsion est donnée par son coenzyme.

Rappelons-nous, il y a plus d'un siècle, Gabriel Bertrand avait remarqué que l'activité de la laccase, enzyme de l'arbre à laque, était dépendante de la présence de manganèse en très petite quantité. Le manganèse est le coenzyme de la laccase. C'est même à cette occasion que Gabriel Bertrand avait forgé le mot d'oligoélément. Or, fait apparemment paradoxal, bien que la présence de manganèse soit indispensable à l'activité enzymatique, l'enzyme et son coenzyme ne forment pas un complexe stable : en fin de réaction, ils sont repoussés chacun de leur côté. Autrement dit, ils ne "s'usent" pas et peuvent ainsi resservir indéfiniment. C'est d'ailleurs la raison pour laquelle les bien nommés oligoéléments n'ont nullement besoin d'être en grande quantité pour être fonctionnels[46]. Ils servent ici :

– à lier l'enzyme à son substrat.

– à fournir l'énergie nécessaire à la réaction enzymatique.

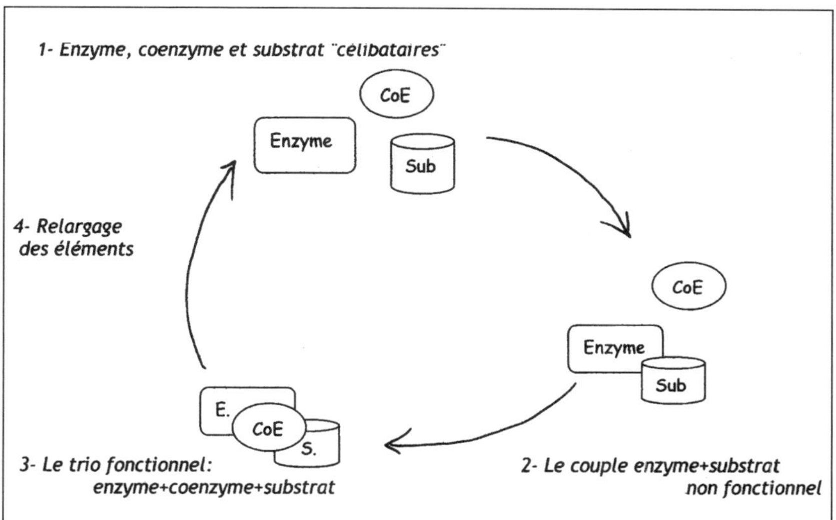

De plus, les éléments traces peuvent aussi avoir une action biologique propre, indépendamment de leur rôle de coenzyme.

Le manque d'un oligoélément est d'abord infraclinique : c'est le stade de subcarence, apparemment, rien ne se passe. Puis surviennent des signes cliniques, biologiques ou les deux, c'est peu à peu l'entrée dans le stade de carence avérée puis de maladie objectivable. Si la situation perdure, elle aboutit à un troisième stade, celui où le maintien de la vie n'est plus possible.

Or des subcarences en oligoéléments (qui sont très fréquentes et concernent la plupart du temps plusieurs éléments), sans donner de pathologie précise mais entraînant de multiples gènes sur plusieurs fonctions et sur plusieurs interactions entre les fonctions, sont à l'origine d'une cascade de dysfonctionnements dans de multiples domaines. On comprend ainsi pourquoi des apports ciblés en éléments traces améliorent souvent des pathologies désespérément tenaces, alors même que la modicité de l'apport pondéral ne semble pas compatible avec une quelconque action biologique. Codifiée dès les années trente par le docteur Jacques Ménétrier, la "thérapeutique fonctionnelle", basée sur l'administration de quantités minimes d'éléments-trace arrive à des résultats surprenants malgré l'apparente faiblesse des doses employées.

Mais une autre nuance doit être faite entre les oligoéléments et les éléments pondéraux.

Effectivement, certains éléments, comme le calcium par exemple qui a un rôle au niveau ionique en complémentarité avec le magnésium (sur l'excitabilité neuro musculaire) ont aussi un rôle de structure (ici, dans le tissu osseux) et sont en quantité suffisamment importante pour ne plus mériter le nom d'oligoélément. Ce sont les minéraux, macroéléments présents en quantité pondérale tout à fait notable (presque 2 % du poids du corps pour le calcium).

Il y a sept minéraux essentiels : le calcium, le chlore, le magnésium, le potassium, le phosphore, le sodium et le soufre.

En pratique cependant, les distinctions oligoéléments, minéraux ont relativement peu d'importance, la seule chose qui compte étant leur présence en quantité normale ou en carence. À noter que, pour les minéraux, la trop grande quantité est aussi nuisible.

Dans l'intestin, les éléments traces doivent se lier à des protéines (les ligans) pour pouvoir passer la barrière de la muqueuse intestinale. Ces protéines "chélatent" (entourent) l'élément qui passe ainsi incognito dans l'entérocyte (la cellule de la muqueuse intestinale) où il est relargué tandis que sa protéine de transport est à nouveau prête à faire passer un nouvel élément. Or plusieurs éléments traces ont les mêmes protéines transporteuses : ils rentrent ainsi en compétition réciproque, le plus favorisé étant celui qui a le plus d'affinité avec la protéine et il peut s'ensuivre une subcarence d'un élément. Dans l'alimentation actuelle, c'est le cas des oméga3 qui ne peuvent tirer leur épingle du jeu face au déferlement des oméga 6.

Enfin ce mode de transport, particulièrement actif est, par là même, particulièrement saturable. On peut en déduire tout de suite une conséquence qui aura des répercussions très importantes : les éléments préalablement chélatés par des acides aminés seront beaucoup mieux absorbés que les simples sels minéraux.

LES OLIGOÉLÉMENTS ET LES MINÉRAUX ESSENTIELS

Le magnésium. Il y a une bonne vingtaine d'années, les jeunes femmes arrivaient souvent dans les cabinets médicaux avec un diagnostic clé en main : "Docteur, je suis spasmophile". Elles avaient même le traitement : "Il me faut du magnésium". Elles venaient voir leur médecin, probablement parce qu'elles hésitaient encore un peu sur la posologie et la forme galénique, mais il n'en aurait pas fallu beaucoup pour qu'elles puissent visser leur plaque de spécialiste en spasmophilie. Elles avaient souvent raison : avec leur compère le calcium et le potassium, le magnésium joue un rôle majeur dans l'excitabilité neuro musculaire[47]. Il est cofacteur de centaines d'enzymes (plus de 300 !) et son action est "boostée" par la vitamine B6. Sa consommation est accrue en cas de stress, quelle qu'en soit l'origine : physique ou psychique. C'est un des rares éléments qui optimise les performances sportives sans être un dopant. À moins que vous ne soyez zen comme un Maître oriental, faire de temps en temps une petite cure de magnésium (si possible pas n'importe lequel) vous soutiendra quelque peu sur le chemin montant, sablonneux et malaisé de la sérénité.

Le calcium. Celui qui nous intéresse ici est le calcium libre (ou ionisé). Il ne représente guère que 1 % du calcium de l'organisme (le reste étant le calcium osseux) mais nous venons de voir que son action est fondamentale, avec celle du magnésium, dans l'excitabilité neuro musculaire, la transmission de l'influx nerveux et la contraction musculaire. Le calcium est extracellulaire et le magnésium intracellulaire. Chaque situation de stress fait rentrer le calcium dans la cellule et sortir le magnésium. Calcium et magnésium forment ici un couple et, sur ce point, ne devraient pas être envisagés séparément. Mais le calcium forme aussi un couple avec :

Le phosphore. Il intervient lui aussi dans la minéralisation osseuse (et le rapport phospho calcique doit se situer aux alentours de 0,4) ainsi que dans l'équilibre acido basique, l'ATP (ou adénosine triphosphate : réserve énergétique).

Un autre couple fondamental de la physiologie cellulaire est le couple sodium potassium.

Le sodium est extracellulaire et **le potassium** intracellulaire et tout déséquilibre potassique peut donner lui aussi des symptômes de type spasmophilie, tétanie, voire trouble graves du rythme cardiaque (arythmie). **Or, mangeant beaucoup trop salé, nous avons un excès de sodium et une carence relative en potassium, d'où l'intérêt de manger des fruits et des légumes car ils sont d'excellentes sources de potassium**.

Le chrome a une importance tout particulière dans le métabolisme des glucides. Il fait en effet partie du Facteur de Tolérance au Glucose (GTF ou glucose tolerance factor), cofacteur de l'insuline et donc impliqué dans "l'ouverture" de la cellule au glucose et à l'insuline.

Il est également impliqué dans le métabolisme lipidique où il optimise les taux réciproques de LDL et de HDL cholestérol.

Le vieillissement s'accompagne d'une baisse sensible du taux de chrome.

Le cobalt. Alors que les vaches le synthétisent tranquillement dans leur intestin, il doit obligatoirement nous être apporté par notre alimentation car il nous est indispensable, mais sous une forme bien particulière, celle de la vitamine B12 (cyanocobalamine) qui n'est pratiquement présente que dans les produits animaux et qu'il faudra complémenter en cas d'alimentation végétarienne.

Le cuivre joue le rôle du fer dans la chlorophylle qui est l'hémoglobine des végétaux. Chez l'homme, il intervient d'ailleurs dans de nombreux métabolismes, comme précisément celui du fer, ainsi que comme cofacteur d'enzymes très importantes, la superoxydismutase (SOD)[48] par exemple. Au contraire du fer, il est facilement absorbé. À dose oligoélémentaire, il a une action anti-infectieuse tout à fait notable.

Le fer. Sa réputation "martiale" est connue depuis les Romains puisque ceux-ci sont allés jusqu'à l'associer au dieu de la guerre. Elle ne s'est jamais démentie depuis : au XIXe siècle on traitait la "chlorose" des jeunes filles par de l'eau ferrugineuse ou des pommes piquées de clous de fer.

C'est le constituant essentiel de l'hémoglobine (ainsi que de la myoglobine musculaire). Certaines enzymes très importantes sont fer dépendantes (ex, les cytochromes), il joue aussi un rôle majeur dans la défense anti-infectieuse ainsi que dans la synthèse des neurotransmetteurs.

L'absorption du fer est assez complexe et il est toujours long et difficile de faire remonter les réserves de fer. Les situations de subcarence et même de carence sont fréquentes, par exemple chez le nouveau né, la femme enceinte ou allaitante et le sportif. Le fer héminique (apporté par la viande ou le boudin noir par ex.) est mieux absorbé que le fer des céréales et des légumineuses et bien mieux que celui des médicaments où, de plus, le métal est présenté sous forme de sel de fer, c'est-à-dire sous forme libre, non chélatée, non protégée et qui se montre particulièrement oxydante et toxique jusqu'à son incorporation dans la molécule d'hémoglobine.

L'iode. Sa carence a entraîné pendant des siècles des retards mentaux (par altération des fonctions thyroïdiennes) dans les vallées montagneuses et les régions sans contact avec la mer. Dans l'Antiquité on tentait d'y pallier en faisant manger des éponges grillées, preuve que la cause du mal était empiriquement connue. Depuis Napoléon III qui n'était petit que sous la plume de Victor Hugo, une teneur minimale en iode est rajoutée dans certains sels mais, malheureusement pas dans tous et les subcarences iodées sont encore fréquentes dans les régions éloignées de la mer. Et ceux et celles qui se sentent en pleine forme en vacances en Bretagne le sont, certes parce qu'ils sont précisément en vacances, mais aussi souvent parce qu'ils ont une insuffisance thyroïdienne infra clinique. À proximité de l'Océan, l'iode requinque leur thyroïde et ils se sentent mieux. **Le plus facile, pour éviter les subcarences chroniques en iode** quand on habite loin de l'océan et qu'on mange peu de poisson et de fruits de mer, **est de compenser par des algues (en maison diététique) mélangées à la salade par exemple**.

Le manganèse est le coenzyme de plusieurs enzymes dont la superoxydismutase mitochondriale (SOD à Mn) qui joue un rôle majeur dans les processus de défense contre les radicaux libres. Il a aussi un rôle dans le métabolisme glucidique, l'ossification et la synthèse du neurotransmetteur du désir et du plaisir, la dopamine.

Le sélénium a été découvert il y a déjà longtemps, en 1817 par Berzelius et son rôle est resté totalement mystérieux pendant cent cinquante ans.

Il fait partie de la glutathion peroxydase, enzyme fondamentale de la lutte antiradicalaire comme de la réparation des dommages causés par les radicaux libres.

Avec la vitamine E, il est fortement protecteur des acides gras et, par là, des membranes cellulaires. Son action sur le système cardio-vasculaire est importante. Il atténue les effets de l'intoxication aux métaux lourds. Enfin, par son action sur l'immunité, il est indirectement préventif anticancéreux.

Le silicium. Les européennes se bourrent de calcium pour tenter de se prémunir du spectre de l'ostéoporose. Louable intention, sauf que l'os n'est pas une matière minérale, comme un bloc de marbre et la femme n'est pas la vénus de Milo, le calcium se fixe sur une matrice qui lui donne sa forme. Cette matrice est dérivée du silicium. Et, sans silicium organique, pas de point d'ancrage du calcium. Le silicium est aussi un constituant majeur du tissu conjonctif et il a un effet préventif contre l'athérosclérose.

Le soufre est un constituant de plusieurs acides aminés et, par là, de protéines, ainsi que de vitamines du groupe B. Les acides aminés soufrés ont un rôle important dans la trophicité des muqueuses, en particulier pulmonaires. Le soufre est aussi détoxiquant et antiallergique.

Le zinc a une action enzymatique considérable puisqu'il intervient dans la biologie de plus de deux cents enzymes, comme, par exemple, la SOD (superoxydismutase, l'ARN et l'ADN polymérase, la Transcriptase inverse, la Delta 6 désaturase, etc). Il est nécessaire à la croissance et la multiplication cellulaire et, entre autres, à la spermatogenèse. Il intervient dans la régulation de l'équilibre acido basique, dans les mécanismes immunitaires, le métabolisme hormonal, en particulier celui de l'insuline. Le vieillard perd l'appétit car il ne sent plus le goût de ce qu'il mange : ceci est dû à une carence en zinc, tout comme les dermatoses dont il se plaint. Or les carences en zinc sont très fréquentes dans la population générale et, là aussi une action préventive est à faire sans attendre les signes évidents de carence.

LES VITAMINES

Souvenez-vous de Casimir Funk et de sa découverte d'une substance essentielle à la vie bien qu'en quantité pondérale négligeable : vous avez la définition des vitamines. Elles ont un rôle de catalyseur des réactions biologiques ou de coenzymes et trois ont une action antioxydante de premier plan, ce sont les vitamines A, C et E.

On les classe en deux grandes familles :

– les vitamines liposolubles. Ce sont les vitamines A, D, E et K.

– et les vitamines hydrosolubles. Ce sont les vitamines du groupe B et la vitamine C.

Solubles dans les graisses, celles du premier groupe sont stockées par l'organisme. Par là même, un excès d'apport sera sanctionné par un surdosage. Très logiquement, on ne les trouve que dans les aliments qui contiennent de la graisse, c'est-à-dire les produits animaux. Sauf exception, les légumes et les fruits en sont dépourvus.

Solubles dans l'eau, celles du second groupe ne s'accumulent pas et tout excès est éliminé. Par contre elles doivent être apportées par l'alimentation avec un minimum de régularité sous peine de carences (là aussi, rappelez vous de l'histoire des marins anglais et du citron).

Les vitamines liposolubles

La vitamine A ou rétinol présente la curieuse particularité de pouvoir être synthétisée par l'organisme à partir d'un pigment qui colore les fruits et les légumes rouges orangés : le β carotène. C'est est en fait sa provitamine. Autre avantage, à l'inverse de la vitamine A, celui-ci ne s'accumule pas et ne présente donc pas de danger de surdosage.

Nous l'avons dit, elle est remarquablement antioxydante et stimulante immunitaire. Elle est aussi cicatrisante et eutrophique cutanéo-muqueux. Enfin elle a un grand rôle dans la vision et c'est pourquoi sa carence est la plus grande cause de cécité dans le tiers monde.

La vitamine D. Toutes les mamans connaissent l'importance de la vitamine D pour prévenir le rachitisme chez leur chérubin. Effectivement, elle est nécessaire à la fixation du calcium osseux. Aux plus anciens elle rappellera le goût assez peu enthousiasmant de l'huile de foie de morue de leur enfance. Elle est apportée par l'alimentation mais elle est aussi synthétisée par la peau sous l'action du rayonnement solaire. C'est le seul cas où, comme les végétaux, nous soyons capables d'utiliser directement l'énergie solaire !

La vitamine E ou tocophérol est un antioxydant majeur. Son action est vitale pour les acides gras circulants ou membranaires. Elle n'a, par ailleurs, aucun rôle de coenzyme.

Il y a huit isomères de tocophérols dont deux seulement sont réellement actifs. La vitamine E de synthèse possédant tous les isomères est donc beaucoup moins active que la vitamine naturelle. De plus, l'organisme devra se débarrasser des formes indésirables. La conclusion est évidente quant au choix de la forme naturelle ou synthétique.

La vitamine K est connue comme la vitamine antihémorragique, mais on a découvert qu'elle jouait aussi un rôle dans la fixation calcique sur l'os. Curieusement, elle est synthétisée pas nos lactobacilles intestinaux.

Les vitamines hydrosolubles

La vitamine C ou acide ascorbique est la star incontestée des vitamines. Linus Pauling, prix Nobel de chimie en 1954 et, pour faire bon poids, prix Nobel de la paix en 1962, y a consacré une grande partie de ses recherches. Elle en vaut effectivement la peine.

Elle aussi a des propriétés antioxydantes majeures. De plus, elle recycle la vitamine E qui, elle aussi, est très antioxydante. Ainsi le couple vitamine C, vitamine E est-il un maillon essentiel de la protection des acides gras et du cholestérol et donc des membranes cellulaires, principalement des plus fragiles : celles des neurones et celles des artères. Elle est anti-infectieuse et favorise aussi la fixation du fer.

Elle intervient dans de nombreuses réactions enzymatiques. Enfin, c'est la vitamine du tissu conjonctif.

Contrairement à ce qu'on pourrait croire, sa subcarence n'est pas si rare que ça.

Les vitamines du groupe B. Comme il y a des groupes parlementaires à l'Assemblée Nationale, il y a un groupe vitaminique B dans l'assemblée des vitamines. Encore plus que pour les autres vitamines, celles-ci ont des actions remarquablement complémentaires et il est tout à fait artificiel de les considérer séparées les unes des autres. Vues ainsi, elles n'ont pas vraiment de réalité biologique. Sacrifiant à la sacro sainte vision analytique occidentale, nous en dirons cependant quelques mots.

La vitamine B1 ou thiamine. Première vitamine découverte, sa carence (qui a été fréquente en Extrême-Orient car nous ne la stockons pas) entraîne le très classique béri-béri.

Elle intervient dans le métabolisme des glucides et la production d'énergie ainsi que dans le métabolisme des lipides. Elle est nécessaire à la fabrication d'un neurotransmetteur très important, l'acétylcholine.

La vitamine B2 ou riboflavine est active dans le métabolisme des acides gras et des acides aminés, et donc, indirectement, dans la production d'énergie, ainsi que dans la synthèse d'un antioxydant de premier plan, le glutathion.

La vitamine B3 ou niacine (ancienne vitamine PP ou encore nicotinamide). Sa carence entraîne la pellagre ou maladie des trois D, dermatose, diarrhée, démence. C'est Casimir Funck qui l'avait dénommée vitamine PP : "pellagra preventive factor", mais elle a depuis rejoint le groupe des vitamines B. Nous en avons déjà parlé : elle sévit plus ou moins endémique dans les régions où l'alimentation est principalement à base de maïs et sans produits animaux (Inde, Mexique). Son précurseur, l'acide nicotinique est en effet rendu inefficace. Or, dans certaines régions, on fait macérer le maïs dans de l'eau de chaux. Ceci active la vitamine et il n'y a pas de carence. Quant à savoir comment les populations locales on pu y penser, c'est une question d'expérience acquise au cours des siècles.

La vitamine B5 ou acide pantothénique. Son action est liée à celle du coenzyme A, elle est donc essentielle dans les phénomènes de production d'énergie.

La vitamine B6 ou pyridoxine intervient dans le métabolisme des acides aminés, celui de la dopamine et du tryptophane en particulier.

La vitamine B8 ou biotine (ancienne vitamine H). Connue comme la vitamine des ongles et des cheveux, la B8 participe, elle aussi, au cycle de Krebs, au métabolisme à la fois des glucides, des lipides et des acides aminés.

La vitamine B9 ou acide folique ou folates. Essentielle chez la femme enceinte pendant le premier trimestre de la grossesse, elle prévient (à 80 %) une anomalie majeure, le spina bifida qui est dû à la fermeture incomplète du tube neural.

Elle est nécessaire à la multiplication cellulaire, ainsi qu'à la synthèse des neuromédiateurs fondamentaux : dopamine, adrénaline, noradrénaline, sérotonine. Sa carence entraîne une anémie particulière, l'anémie mégaloblastique, ainsi que des troubles neurologiques.

La vitamine B12 ou cobalamine, cyanocobalamine, hydroxocobalamine. Étant totalement absente des végétaux, les végétariens doivent prévenir sa carence. Celle-ci entraîne en effet une anémie semblable à celle engendrée par la carence en B9. Chose étonnante, cette anémie peut, jusqu'à un certain point, être traitée par la B9 seule !

Outre sa fonction de maturation et de multiplication des hématies, la B12 est indispensable à la division et à la croissance cellulaire en général. Sa carence entraîne une dégénérescence nerveuse périphérique et centrale.

Les anémies "interchangeables" entres la B9 et la B12, le tropisme neurologique de pratiquement toutes les vitamines du groupe B, leur rôle dans les mécanismes de production d'énergie, prouvent, comme nous l'avons dit, qu'il n'est guère logique de les envisager séparément. À elles toutes, elles forment en pratique une sorte de très grande vitamine aux actions multipolaires et synergiques.

DEUXIÈME PARTIE
L'ÉCOSYSTÈME DE LA VIE

CHAPITRE 1
LES "BARRIÈRES DOUANIÈRES" DE L'ORGANISME

Un sémillant homme de lettre devait un jour recevoir un haut dignitaire indien. Son secrétaire vint quelques jours avant prévenir : Son Excellence est végétarienne. Ah, ça complique un peu les choses ! Autant le préciser tout de suite, Son Excellence est même végétalienne. Bigre ! Enfin, Son Excellence ne mange jamais de rouge : pas de tomate, de piment rouge, de baies des bois. Le jour dit, arrive un vieillard droit comme un I et sec comme un coup de trique et, bien que je ne sache pas ce que le cuisinier parvient à concocter, le repas se passe fort civilement. En partant, le noble vieillard déclare en plissant les yeux sur un sourire de Joconde : "Vous vous demandez quel est le secret de ma forme et de ma santé. Et bien il est très simple : je bois un verre de mon urine tous les matins".

Je m'en voudrais de froisser si peu que ce soit Son Excellence, mais je me demande si je ne préfèrerais pas un vieux Banyuls ou même un modeste Gros Plan du pays nantais, voire, le couteau sous la gorge, un jus de pomme ou de raisin pressé à l'instant. Chacun voit midi à sa porte, son assiette à sa manière et son plaisir à sa façon. Loin de moi, ici, l'intention de railler le vieil ambassadeur qui était parvenu à un âge que je n'ai pas et que je ne suis donc pas sûr d'atteindre. Mais son abord de la pratique alimentaire est relativement éloignée de celle de la table familiale de mon enfance et celle ci n'est pas celle des Bretons, qui n'est pas celle des Alsaciens, qui n'est pas celle etc., etc. Alors, avec les fragiles bases que nous avons, il ne nous reste plus qu'à nous aventurer dans les méandres savoureux du boire et du manger, là où beaucoup se sont cependant perdus corps et biens, creusant leur tombe avec leurs dents, leurs dogmes, leur gourmandise, leur ignorance et leurs certitudes.

Alors, essayons d'avoir une vue d'ensemble, dans le temps et dans l'espace, et, pour cela, partons du commencement et déroulons patiemment le fil d'Ariane de notre histoire : nous sommes des chasseurs cueilleurs. C'est ainsi que nous sommes apparus sur terre il y a bien longtemps et notre système digestif est remarquablement adapté à une alimentation omnivore. Nous sommes les seuls dans ce cas d'ailleurs et, sur ce point, nous nous différencions des grands singes dont l'alimentation est principalement fructivore.

Nous avons domestiqué le feu il y a 400 000 mille ans environ et, il y a dix mille ans au Moyen Orient et six mille ans en Europe, l'agriculture et l'élevage sont venus bouleverser nos habitudes alimentaires en y ajoutant des céréales, des produits laitiers et une viande qui allait bien vite perdre ses qualités sauvages. Selon toute probabilité, ce laps de temps est bien court pour que nous ayons pu nous adapter génétiquement à ces changements. De fait le lait de vache pose souvent des problèmes, ainsi que les céréales d'ailleurs. Si la maladie cœliaque est relativement rare depuis qu'on a retardé l'introduction de la farine dans l'alimentation des nourrissons, on s'est rendu compte que les intolérances frustes au gluten avaient une fréquence qu'on ne soupçonnait pas : depuis l'introduction des tests sérologiques, on a pu voir que la prévalence des maladies coeliaques était dix fois plus importante que ce qu'on croyait jusqu'à présent. L'altération de l'étanchéité entres les entérocytes (cellules de la muqueuse intestinale) laisse passer des molécules de gros calibre. Identifiées comme des agresseurs extérieurs par l'organisme (des antigènes), elles provoquent une réaction immunologique qui est plus due à la susceptibilité immunitaire du sujet qu'à la virulence de l'agression. C'est le mécanisme de déclenchement de l'immense majorité des maladies auto immunes. Mais les troubles ne s'arrêtent pas là, la surface des entérocytes est aussi laminée, ils perdent les villosités d'où une altération importante de la capacité d'absorption de la muqueuse intestinale et, à long terme, de multiples carences.

Rappelons que les observations de Marie Antoinette de Lumley ont montré que les caries dentaires sont apparues avec l'introduction d'une alimentation céréalière et lactée !

La question de l'optimisation alimentaire n'est donc pas simple, mais le progrès des connaissances scientifiques dans le domaine de la nutrition permet de mieux comprendre et, éventuellement, d'adapter et de parfaire les habitudes ancestrales de nos bonnes grand mères, reines incontestées de la soupe aux choux, de la garbure ou du "kouïn aman" (gâteau breton au beurre !).

À ce propos d'ailleurs, il y a une dizaine d'années, en compagnie de quelques amis, je dégustais une magnifique bouillabaisse, chaude comme le soleil couchant et vivante comme la mer, dans la petite crique du vallon des Auffes, quasiment en plein Marseille, quand un des convives nous apprit qu'un Américain (Lewis Perdue) venait de publier un livre intitulé "*The French Paradox*". Il y déplorait amèrement que, malgré le fait évident que les Français mangent à peu près comme des cochons (tout au moins selon lui) et boivent comme des trous, ils avaient deux fois moins d'accidents cardio-vasculaires que les américains qui, eux, mangeaient des produits parfaits. Les États-Unis étant le pays où la qualité de l'alimentation est la plus catastrophique par rapport au revenu par habitant, c'était vraiment l'Hôpital qui se moquait de la Charité.

Ce livre avait cependant l'incontestable mérite de révéler au grand public le rôle fondamental de l'alimentation sur la santé. Des enquêtes épidémiologiques l'avaient pourtant déjà mis en évidence, mais cela n'était pas sorti des cercles restreints de la médecine. Par exemple, grâce à l'observation de tribus indiennes qui vivaient depuis toujours de part et d'autre du Rio Grande. Quand ce fleuve devint la frontière entre les États-Unis et le Mexique, rien ne changea dans les tribus du sud. Par contre ceux du nord qui eurent la chance toute relative de bénéficier de "*l'american way of life*" sont actuellement la population au monde où il y a le plus d'obèses et de diabétiques. Ils sont en effet porteurs d'une prédisposition génétique au diabète, prédisposition qui ne s'était jamais exprimée durant les dizaines de milliers d'années où ils avaient vécu et mangé d'une manière traditionnelle. Quant aux Inuits qui vivent encore selon leur mode de vie traditionnel, leur exemple est maintenant bien connu. Leur taux d'accidents cardio-vasculaires est extrêmement bas malgré une cholestérolémie beaucoup trop élevée selon nos critères. Par contre, chez les Inuits du Groenland dont l'alimentation a radicalement changé depuis leur annexion par le Danemark, ces pathologies ont fait une entrée fracassante dans leur vie.

En Europe aussi, les disparités sont très importantes entre le nord et le sud : on meurt deux fois et demi plus d'affection cardio-vasculaire en Finlande qu'en Provence et deux fois plus à Londres qu'à Narbonne. C'est à la suite de ces constatations qu'on a parlé du fameux "régime crétois" et plusieurs livres ont paru à ce sujet, chacun s'appropriant le "vrai", le "véritable" ou "l'authentique" régime crétois. En vérité les Crétois seraient les premiers étonnés si vous leur appreniez qu'ils font un régime. Ou alors, comme Monsieur Jourdain faisait de la prose, ils le font vraiment sans le savoir. Pour tout dire, ils se moquent éperdument des études épidémiologiques et mangent tout simplement l'alimentation traditionnelle de leur pays qui, en vérité, est la même depuis plus de deux mille ans.

Cette notion a son importance, si vous devez changer, il ne faut pas envisager les choses du point de vue d'un régime, c'est-à-dire d'une contrainte, mais d'un hédonisme de l'alimentation.

Quoiqu'il en soit, autant se rendre à l'évidence : la civilisation de l'olivier est vainqueur toutes catégories pour la protection cardio-vasculaire.

Pour rester quelque temps encore dans ce petit coin de paradis mi marin, mi terrestre où est née notre civilisation, les études comparatives entre la Crète et la Grèce sont toutefois surprenantes. Il y a un gradient d'augmentation des affections cardio-vasculaires entre la Crète et Corfou qui est déjà suffisamment net pour ne pouvoir être justifié ni par le hasard ni par l'aléa statistique. Or il s'agit de deux populations tout à fait semblables, de même origine ethnique, qui vivent à deux cents kilomètres de distance dans un biotope identique et dont l'alimentation traditionnelle est à base de fruits, de légumes, d'huile d'olive, de poisson, d'un peu de viande, de vin rouge et de fromage de chèvre ou de brebis. Si vous allez dans ces pays, je vous défie de trouver une différence significative entre eux. Cette différence, c'est une très modeste petite plante qui ressemble un peu à un gros trèfle qui l'apporte : le pourpier qu'on mange en salade et dont on fait de l'huile. Et puis il y a aussi les escargots qui mangent quoi, d'après vous ? Du pourpier, bien sûr. L'homme, lui, mange les escargots ! Quant à savoir ce que le pourpier contient de miraculeux, ce sont les acides gras dits essentiels, les fameux oméga 3 à longue chaîne que nous connaissons bien. Ce sont les précurseurs de l'EPA et du DHA qui se trouvent dans la chair des poissons des mers froides et des mammifères marins polaires et qui ont si bien protégé les Inuits pendant des millénaires.

Mais ce n'est pas tout d'avoir des aliments à notre disposition, encore faut-il qu'ils soient transformés en nutriments, autrement dit en éléments simples facilement absorbables par nos cellules. Ils doivent pour cela passer le filtre de deux "barrières douanières" particulièrement vigilantes : la muqueuse intestinale et la membrane cellulaire.

Nutriment, micronutriment, médicament, tout ce que nous mangeons doit passer deux barrières très sélectives pour être absorbé : la muqueuse intestinale et la membrane cellulaire. Toutes deux sont loin d'être de simples membranes filtrantes, elles ont un rôle éminemment actif dans le choix et le passage des différentes molécules. Ce n'est donc pas parce qu'on ingère un élément quel qu'il soit que cet élément se retrouvera automatiquement dans nos cellules.

LA MUQUEUSE INTESTINALE

Elle est formée d'une seule couche de cellules tapissant la musculeuse intestinale. Cette couche extrêmement mince (7,5 microns) est hérissée de villosités qui augmentent la surface de la muqueuse jusqu'à celle d'un terrain de tennis. Elle est aussi tapissée de ces fameux germes probiotiques qui sont les saprophytes indispensables à la fonctionnalité de la muqueuse. Nous avons d'ailleurs dix fois plus de bacilles dans notre intestin que de cellules dans notre corps ! C'est dire leur importance car ce qui compte, ce n'est pas l'organe mais la fonction. Ici la muqueuse et son écosystème forment l'ensemble fonctionnel. Que l'écosystème soit altéré et la muqueuse ne peut plus remplir normalement son rôle. Il y a aussi une gaine de mucus sécrété par les entérocytes qui rajoute une barrière physique à la barrière muqueuse.

Car le travail de la muqueuse intestinale a quelque chose de la mission impossible. Elle doit choisir entre ce qu'elle peut laisser passer, les nutriments, et ce qu'elle doit impérativement arrêter, germes, molécules étrangères ou toxiques. Elle doit aussi "présenter" à l'immunité ce que celle-ci peut avoir à reconnaître dans l'avenir pour en prémunir l'organisme. Un tel travail de Romain demande un "turn over" rapide des cellules, toutes les 48 heures environ et, effectivement, les entérocytes sont les cellules qui se renouvellent le plus rapidement.

Le fragile équilibre de l'écosystème intestinal est mis à rude épreuve par l'alimentation moderne. J'ai personnellement constaté qu'environ 80 % des patients présentent un tympanisme ou une douleur dans une (ou deux !) fosse iliaque et ce, toutes pathologies confondues, c'est-à-dire même s'ils ne se plaignent d'aucun symptôme intestinal. Ils ont donc une colite chronique asymptomatique mais pas sans conséquence à long terme sur leur santé. Il en est bien sûr de même pour ceux qui présentent un état plus ou moins chronique de constipation, de diarrhée ou d'alternance des deux.

En cas d'altération importante et entretenue dans le temps de l'écosystème intestinal, on arrive au "*leaky gut syndrome*" des Anglo-saxons, ou “intestin poreux”. Les cellules intestinales ont des liaisons très intimes entre elles car aucun élément ne doit passer la muqueuse sans leur assentiment. Mais, quand elles souffrent, ces liaisons se distendent, les cellules ne sont plus jointives et de grosses molécules sont ainsi absorbées. Elles vont induire des réactions immunitaires qui vont dépendre plus de la susceptibilité de l’organisme que des agresseurs. Autrement dit, certains organismes vont faire contre mauvaise fortune bon cœur et tolérer leurs hôtes indésirables, alors que d’autres vont développer une maladie auto-immune si une prédisposition génétique, jusque là quiescente, est brusquement réveillée. Mais ce n’est pas tout, l’altération des cellules muqueuses ne s’arrête pas là, les villosités intestinales s’atrophient aussi. Perdant une part parfois considérable de sa surface, la muqueuse ne remplit plus correctement son rôle absorbant et, non seulement l’organisme doit faire face à un désordre immunitaire, mais il doit le faire sans avoir ses pleines capacité de réponses par carence d’absorption.

Nous savons que les colites, même asymptomatiques, sont très fréquentes. Elles sont dues à un déséquilibre de l’écosystème intestinal, les flores sous dominantes ou carrément pathogènes ayant pris le dessus sur les flores normalement dominantes. **Il n’y a qu’un moyen simple et naturel d’y remédier, réensemencer l’intestin avec les germes normaux. Ces bactéries sont dites probiotiques**. Elles sont présentes dans les yaourts mais en quantité trop faible pour avoir une action réelle dans ces cas. Il faut des quantités considérables de bacilles, plusieurs milliards par millimètre cube pour qu’ils adhèrent à la muqueuse et la protègent à nouveau. Il faut aussi l’association de plusieurs souches de germes pour être efficace. Un produit type la célébrissime Ultralevure est bon en prévention mais pas en curatif car trop faiblement dosé et ne contenant qu’une souche.

Les probiotiques sont aussi à emporter avec soi quand on voyage dans des pays où on risque de contracter la fameuse tourista. Dans ces cas, il vaut même mieux commencer une cure préventive.

Pour le “leaky gut syndrome” où la situation est beaucoup plus délicate, des prébiotiques (longues fibres servant de nourriture à la flore intestinale) devront être rajoutés aux probiotiques, ainsi que des éléments eutrophiques cicatrisants. Il faudra alors particulièrement adapter la posologie sur un intestin fragilisé et irrité qui est très sensible à toute action, quelle qu’elle soit.

LA MEMBRANE CELLULAIRE

C’est le deuxième obstacle obligatoire à franchir pour tout ce qui doit pénétrer dans la cellule.

Extrêmement mince elle aussi, elle est invisible au microscope optique. On devine sa présence par la forme qu’elle donne aux cellules. Elle est formée d’acides gras et de protéines en proportions à peu près égales. On l’a qualifiée de membrane fluide et la meilleure figuration qu’on peut en avoir est celle d’une bulle de savon.

Les protéines sont réparties en protéines de surface et protéines transmembranaires. Leur rôle est multiple. Ce sont les cartes d’identité des cellules avec lesquelles elles se font reconnaître pour ne pas être agressées par l’immunité. Elles captent les signaux hormonaux et en émettent si la cellule est une cellule endocrine. Elles assurent le passage transmembranaire des ions dans le sens extérieur cellule et inversement.

Les acides gras sont tout aussi fondamentaux. Entre ceux qui sont saturés, monoinsaturés et polyinsaturés, ils sont garants de la plus ou moins grande fluidité de la membrane ainsi que de l'adaptation rapide des variations physiologiques. Rappelons que les acides gras essentiels ne sont fournis que par l'alimentation et qu'actuellement nous manquons cruellement d'oméga 3. (1/1 par rapport aux oméga 6 au néolithique pour 1/15 à 1/25 actuellement). Or des acides gras très souples et donc facilement déformables sont indispensables au bon fonctionnement de la membrane. Effectivement, les protéines sont entourées par un cocon d'acides gras et elles doivent se déformer pour laisser passer les molécules. Si elles sont dans une gangue trop rigide, elles seront gênées dans leur fonctionnement. Si cela ne dure pas trop longtemps, ça n'a pas de conséquence, mais si ça dure dix, vingt ou trente ans, il ne faut pas s'étonner quand arrive une catastrophe annoncée.

CHAPITRE 2
L'ÉQUILIBRE ACIDO-BASIQUE

Si vous parlez d'équilibre acido-basique à votre médecin, vous pourrez constater que cette étrange chimère est pratiquement inconnue du bestiaire médical contemporain. Certes, l'acidose existe, mais dans les services de réanimation. En médecine de ville, la balance acides-bases ne semble correspondre absolument à rien ou, tout au moins, n'avoir aucun intérêt. Comme toujours, il y a quelques raisons à cela, quand bien même s'agirait-il de mauvaises raisons.

Vous vous souvenez que le noyau d'hydrogène est composé d'un seul proton qui, par sa charge positive, équilibre la charge négative d'un seul électron. Or, précisément, le potentiel Hydrogène ou pH mesure la concentration en protons d'une solution, ou encore en ions H^+. Sans entrer dans le détail de systèmes physico chimiques complexes, le pH varie de zéro, acide, à quatorze, base, le neutre se trouvant évidemment à sept.

0 2 3 4 5 6 7 8 9 10 11 12 13 14

Acide *Neutre* *Base*

L'acide est un donneur de protons, la base un accepteur de protons. Les variations d'un chiffre à l'autre sont logarithmiques et donc très importantes. Passer de 7 (neutre) à 6 est une variation de un à dix mais passer de 7 à 5 est une variation de un à cent.

La vie est régie par des phénomènes plus physiques que chimiques et le pH est une des constantes sanguines les plus strictes. Effectivement le pH du sang veineux est de 7,35 et celui du sang artériel de 7,40. Les variations tolérées ne sont que de 0,05 %. Les limites extrêmes de la vie se situent entre 6,8 et 8 (mais à 6,95 par exemple, c'est quand même déjà le coma).

Étant remarquablement constant, le pH sanguin n'a donc que bien peu d'intérêt en médecine. Ce qu'on a négligé, c'est que l'homéostasie du pH sanguin n'est obtenue que grâce à des mécanismes correcteurs extraordinairement rapides et extrêmement précis et qu'elle n'est pas gratuite, elle se fait aux dépens du milieu intérieur. C'est lui qui subit les coups de boutoir des variations de pH car c'est lui qui va devoir fournir les ions nécessaires au maintien du pH sanguin. Généralement, vieillissement ou maladie, il se produit une acidification intracellulaire. S'en suit une correction par une alcalinisation extracellulaire qui tend à faire évoluer le pH sanguin dans le même sens, c'est-à-dire à l'alcaliniser. Ce dernier ne pouvant pratiquement pas varier, l'organisme n'a d'autre solution que de se débarrasser de ses ions acides, ce qui se traduit par une acidification des urines. En clair, **le pH urinaire donne une idée précise d'un paramètre physicochimique majeur du milieu intérieur**.

Acidification intracellulaire

Alcalinisation extracellulaire

Acidification urinaire

L'acidité de l'urine traduit une perte de minéraux. Si donner du calcium aux femmes qui souffrent d'ostéoporose part d'une intention tout à fait louable, le fait de le donner alors qu'elles le rejettent allègrement dans l'urine[49] ne présente pas un intérêt majeur, sauf pour la bonne conscience du médecin et la cote en bourse du laboratoire. Quant à cette perte minérale, les cofacteurs enzymatiques étant des minéraux, elle a des répercussions sur notre fonctionnement enzymatique et cela touche toutes les fonctions sans entraîner toutefois de symptôme caractéristique. C'est précisément ce dont la médecine a horreur. Elle n'a pas entièrement tort : comment rattacher avec certitude une fatigue chronique et apparemment sans objet à un trouble du pH ? La réponse n'est pas satisfaisante pour elle : si, en normalisant le pH, la fatigue disparaît, il y a toutes les chances qu'elle soit liée au trouble électrolytique. Sinon, il faudra chercher ailleurs.

On comprend tout à fait qu'il est inutile de tenter de faire une liste de ce qui est plus ou moins dû à des problèmes de perturbations du pH du milieu intérieur. Énormément de manifestations pathologiques peuvent en découler. Par contre toute perturbation du pH aggravera toute manifestation pathologique. Il est donc tout à fait utile de minimiser ces perturbations dans toute la mesure du possible et ce, quelle que soit la pathologie.

On peut soi-même suivre le niveau moyen et l'évolution du pH urinaire à l'aide d'un simple papier réactif identique à celui qui détermine l'acidité des piscines. Toutes les pharmacies peuvent vous en procurer. Le pH urinaire étant essentiellement adaptatif est variable, une seule mesure n'a donc pas de valeur. Il faut faire une moyenne sur une semaine où on déterminera le pH sur la deuxième urine du matin et, si possible sur l'urine de la fin d'après midi. La moyenne théorique idéale est de 7. Mais ce n'est bien plus souvent 6, donc acide, voire 5, très acide. Rappelez vous que de 7 à 6 il y a un rapport dix, mais que de 7 à 5, c'est un rapport cent.

Un terrain ne s'acidifie pas en un jour. Il ne rentre pas dans la norme en un jour non plus. Il s'agit d'une entreprise de longue, voire très longue haleine. Elle passera par ce que nous connaissons déjà, à savoir l'alimentation, l'activité physique, la respiration et, seulement ensuite par des compléments alimentaires correcteurs.

Il existe effectivement des produits qui tendent à corriger l'acidité urinaire. Pris seuls, ils sembleront aider dans un premier temps. Mais si les causes du déséquilibre ne sont pas supprimées, ces produits auront à long terme l'efficacité d'un emplâtre sur une jambe de bois.

L'ALIMENTATION

Les principaux aliments acidifiants sont le lait et les fromages, le sucre, la viande, le poisson, les céréales et donc le pain et les pâtes, les graisses saturées, les fruits cueillis avant maturité, le café, le thé. Si on supprime tous ces aliments, il ne reste cependant plus grand chose à manger.

Quant aux légumes, aux pommes de terre et aux fruits, seuls capables d'assimiler les minéraux du sol et, par là même de les rendre utilisables par les animaux et l'homme, ce sont, avec les graines germées et les algues, les seuls aliments alcalinisants. Il faut bien avouer que tout cela ne compose pas un repas particulièrement appétissant. Vous pouvez, bien sûr, manger de la viande, mais vous n'êtes pas tenu d'avaler une côte de bœuf à chaque repas. Ni de manger de la viande tous les jours. **Le tout est de manger plus d'aliments alcalinisants que d'aliments acidifiants**.

Les cycles nycthéméraux, c'est-à-dire le cycle du jour et de la nuit.

Le vivant ne s'exprime qu'au moyen de cycles dont celui de la succession du jour et de la nuit et celui des saisons sont des éléments fondateurs. On s'active et on mange le jour et on dort la nuit. Les expressions énergétiques diurnes et nocturnes sont différentes. Le jour on engrange de la nourriture, on grossit et on s'acidifie (ne serait-ce qu'en fournissant un travail par exemple), la nuit, on se détoxique, on s'alcalinise et on maigrit.

Il est donc capital de respecter ces cycles. **Pour que la détoxification puisse se faire correctement la nuit, il ne faut pas prendre un gros repas le soir** ("mange comme un prince le matin, comme un bourgeois à midi et comme un pauvre le soir"). Il ne faut pas non plus le prendre trop tard et, bien sûr, il ne faut pas manger la nuit.

LES GRANDES FONCTIONS DE L'ORGANISME

Leur optimisation est fondamentale. Nous connaissons bien maintenant le rôle majeur de l'écosystème intestinal, des enzymes digestives et donc du foie et du pancréas, ainsi que de la membrane cellulaire. Il faut encore y ajouter les glandes endocrines majeures, au premier rang desquelles se range la thyroïde et la surrénale énormément sollicitées par le stress chronique, grand pourvoyeur de déséquilibre endocrinien. Enfin le rein, acteur essentiel de la régulation acido basique doit être souvent aidé dans toute la mesure du possible.

Il est essentiel d'avoir une vue d'ensemble et non de se focaliser sur un organe particulier. Effectivement, d'une part, ce qui compte c'est d'abord la fonction avant l'organe lui-même et, d'autre part, les fonctions ne sont pas indépendantes les unes des autres. La vision occidentale analytique est nécessaire pour aborder la physiologie pas à pas, elle est par trop limitée pour comprendre le vivant. L'organisme est un tout fonctionnel et non un agrégat d'ouvriers spécialisés faisant leur travail indépendamment les uns des autres.

La géniale approche de **la médecine traditionnelle chinoise** nous est ici d'un réel secours. C'est elle, par exemple, qui **explique pourquoi un asthme ou une allergie s'aborde d'abord par la régulation de la fonction intestinale**.

Dans la régulation de l'équilibre acido basique, ce sont toutes les fonctions de l'organisme qui entrent en jeu et on arrive à cet incroyable mélange qui donne cette désagréable impression de flou artistique. C'est le visage complexe de la physiologie des fonctions et nous savons bien que ce n'est pas en niant la complexité qu'on la supprime. Alors autant s'en accommoder et essayer de la comprendre, c'est ici le seul moyen d'avoir une action thérapeutique efficace.

CHAPITRE 3
CONCLUSIONS SUR LES NUTRIMENTS

Pour résumer brièvement notre voyage dans la mémoire de l'univers, le tableau de la Classification Périodique des Éléments de Mendeleïev nous amène à un étrange constat : la vie s'est développée en partant des éléments les plus simples, l'Hydrogène (1e élément de la 1e ligne), le Carbone et l'Oxygène auxquels, pour la vie animale, il suffit de rajouter un zeste d'Azote, tout trois étant des éléments de la 2e ligne. À côté de ces poids plumes, d'autres éléments essentiels comme le Sodium, le Potassium, le Calcium et le Magnésium sont des poids moyens et moins du quart des éléments sont nécessaires à l'élaboration de la vie. Quant aux éléments lourds, ils sont parfaitement toxiques et, pour ce qui est des éléments radioactifs, ils le sont doublement : par leur radioactivité et par leur poids atomique.

Ainsi sommes-nous partis de quelques modestes atomes, hydrogène, souvenir de quelque lointaine et obscure naissance, auquel sont venus se mêler oxygène, carbone, azote, poussières d'étoiles qui vagabondaient inutilement dans l'espace et le temps. Nous les avons regardés, nommés puis

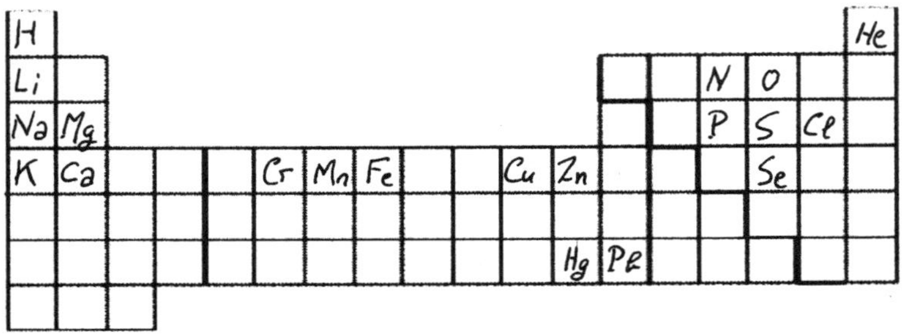

**Classification Périodique des Éléments
ou Tableau de Mendeleïev**

**Seuls les principaux éléments ayant permis l'apparition de la vie sont représentés.
Ce sont des éléments légers.
On peut remarquer le voisinage du Sodium et du Potassium, comme du Magnésium et du Calcium. Or ce voisinage est loin d'être fortuit, ses conséquences sont fondamentales en physiologie où ces éléments jouent toujours deux à deux.
Quant au Lithium, ce n'est pas un élément normal de nos mécanismes vitaux mais, là aussi, sa place privilégiée, entre Hydrogène et Sodium, lui confère des propriétés thérapeutiques importantes.
Enfin les métaux lourds, sur les lignes basses, comme le Mercure, le Plomb ou le Cadmium, sont toxiques.**

appareillés entre eux. Et ça a donné l'eau, les acides gras, les acides aminés.

Nous avons joué aux dominos et voilà où nous en sommes arrivés : à la vie !

D'après la Bible qui était le Guide du Routard de l'époque et qui, selon de multiples témoignages serait tout à fait digne de foi, Dieu aurait mis sept jours pour créer le monde.

Vous venez de le faire en vingt minutes. Franchement, vous m'étonnez.

TROISIÈME PARTIE
L'AGRESSIVITÉ DE L'ENVIRONNEMENT

La vie n'est pas un long fleuve tranquille. Elle a ceci de paradoxal qu'elle ne se maintient que par la mort ! Quand nous mangeons, quand nous respirons, nous tuons d'autres formes de vie et le problème est que nous ne sommes pas les seuls à vouloir vivre, les microrganismes lilliputiens veulent leur part de gâteau et, quand on meurt d'une maladie infectieuse, ce sont eux les vainqueurs. La règle du jeu, c'est la lutte pour la vie à tous les instants de chaque jour et tant pis pour les plus faibles.

Bien mieux, de multiples agressions physiques, dues pour une grand partie à la pollution que nous créons nous-mêmes depuis le début des temps, en réalité surtout depuis le début de l'ère industrielle au XIXe siècle, tout cela nous revient comme un boomerang. Autant essayer de parer au choc. "Ils ont mangé des raisins verts" disait la parabole "et les dents de leurs enfants en ont été agacées".

"'Qu'est-ce que ça veut dire ?' demande M. Brignolin,
un positif, qui vient de temps en temps
pour le malheur des sauces.
Il essaie des jus concentrés basés sur la chimie
qui sentent le savant et gâtent le dîner".
Jules Vallès. *L'Enfant.*

CHAPITRE 1
ILS N'EN MOURAIENT PAS TOUS, MAIS TOUS ÉTAIENT FRAPPÉS
OU POLLUONS, POLLUONS, IL EN RESTERA TOUJOURS QUELQUE CHOSE

Chacun construit donc, et tout au long de sa vie, sa propre "pyramide alimentaire" (voir p.240). Il la façonne, la modifie, au gré de ses expériences, de ses rencontres, de ses croyances ou de sa fantaisie et en fait un édifice presque parfait ou une vacillante tour de Babel qui va l'engloutir un jour. C'est notre meilleure assurance vie ou notre plus grande prise de risque, fabuleux facteur d'hédonisme et d'élan vital ou fourre-tout compensateur de nos névroses, de nos frustrations et de nos carences affectives. Or, si l'allongement de l'espérance de vie a été considérable au cours du XXe siècle, nous le payons d'un prix non négligeable en terme de maladies chroniques, d'allergies, de cancers et de décompensations psychiatriques que nous ne voyons même pas car, faisant partie de notre quotidien, elles nous semblent, par là même, faire aussi partie de la normalité. Car ce qui compte, c'est bien plus la qualité de la vie que sa durée.

Cette kyrielle de joyeusetés est certes due à l'augmentation de la durée moyenne de vie car plus on vieillit, plus on a de "chances" de développer un cancer, tout comme plus on traverse la rue, plus on court le risque de se faire écraser par une voiture. Mais l'augmentation des allergies ou des cancers est loin d'être seulement corrélée à l'âge moyen de la population. Un autre facteur particulièrement sournois entre ici en ligne de compte, notre plus fidèle ennemie : la pollution.

Des prélèvements sanguins effectués chez plusieurs dizaines de parlementaires européens, personnes qui n'ont pas précisément pour habitude de manger dans les poubelles, ont montré la présence, chez l'immense majorité d'entre eux, de quarante à cinquante produits toxiques dans le sang !

Notre vénérable aïeul Cro-Magnon et son cousin Neandertal, étaient parfaitement biodégradables. Leur activité aussi, ainsi que les sociétés qui leur ont succédé. Là où les choses ont commencé à sérieusement se gâter, c'est avec "l'invention" des premières civilisations, au sens moderne du mot. Par exemple, dans notre modeste coin de terre, les Romains furent de formidables constructeurs, mais leurs canalisations et le sertissage des amphores au plomb ont créé de sourds mais dramatiques cas de saturnisme. Car il y a, en gros, **deux sortes de toxiques** :

– les molécules très réactives qui sont, par là même, des poisons violents. Le curare, l'aconit, la belladone, la ciguë interfèrent immédiatement et violemment sur nos mécanismes vitaux.

– les molécules peu réactives et donc incapables de provoquer des effets rapides et spectaculaires mais qui, se liant définitivement à nos propres molécules, paralysent lentement mais sûrement notre métabolisme. C'est le cas de tous les métaux lourds.

Cette liaison à vie entre le métal et les molécules vivantes s'appelle une chélation (du Grec chélos : pince). Il y a bien des molécules qui rompent cette union délétère mais leur emploi est long et délicat à mettre en œuvre. En toute logique, ces traitements devraient s'appeler des déchélations, mais le mot est barbare et, en pratique, on emploie souvent le terme de chélation, aussi bien pour désigner la liaison elle-même que le traitement qui la rompt.

Le saturnisme a eu et a encore de beaux jours devant lui puisqu'il a commencé sa carrière officielle dans l'Empire romain et qu'il existe toujours dans la France du XXIe siècle, à cause de tuyauteries en plomb toujours illégalement en service et de vieilles peintures au plomb dans les bidonvilles et le quart-monde oublié des grandes agglomérations. Les petits enfants sucent parfois les écailles de ces peintures car le plomb a un goût doucereux et c'est ainsi qu'on trouve encore des plombémies (taux de plomb dans le sang) alarmantes. L'Inserm a révélé qu'en France, 85 000 enfants de moins de six ans avaient une plombémie supérieure à 100 microgramme par litre (la plombémie “normale” est de zéro !) et dix mille d'entre eux avaient un taux hautement toxique, dépassant les 250 microgrammes par litre et nécessitant la mise en œuvre d'un traitement long et délicat par des agents chélateurs du plomb. Or celui-ci a une affinité élective sur le système nerveux et est responsable de troubles du comportement et de retards intellectuels irrattrapables. Comme il faut une vingtaine d'années à l'organisme pour éliminer la moitié du plomb absorbé, il est d'une part illusoire de compter sur une amélioration spontanée et, d'autre part, on peut être porteur d'une plombémie apparemment peu alarmante, alors que les tissus osseux et nerveux sont, eux, saturés de plomb. Pour le savoir, il faut tenter un traitement par les chélateurs : si l'excrétion urinaire du toxique augmente, le sujet répond favorablement et le traitement doit être poursuivi.

Ceci sans oublier les six à huit mille tonnes de plomb dispersées chaque année par les chasseurs dans la nature. Ce plomb des cartouches pollue les eaux de ruissellement et les nappes phréatiques, il intoxique les animaux qui boivent cette eau et les oiseaux qui les ingurgitent comme ils ingurgiteraient des cailloux. C'est ainsi qu'en Camargue, soixante pour cent des canards sont touchés et, à leur tour les prédateurs sont intoxiqués. Par effet domino, toute une chaîne écologique est blessée. On a même signalé le cas de vaches (et donc de lait) contaminées par les plombs de ball trap ! Après l'Angleterre, le Danemark, le Canada et même les États-Unis, la France a enfin interdit le plomb dans les cartouches, mais seulement dans les zones humides.

Le mercure a, lui aussi, une belle carrière historique. Ne vient-on pas de prouver, par des analyses toxicologiques sur son crâne et des restes de poils et de cheveux, que la "dame de Beauté"[50], la très belle Agnès Sorel, maîtresse de l'inconsistant Charles VII, avait été empoisonnée au mercure ? Pendant tout le XIXe siècle, pour mettre en garde les jeunes recrues, une pancarte était accrochée aux murs des infirmeries militaires : "Trois minutes avec Vénus, c'est trois ans avec Mercure". À l'époque, la syphilis se traitait par le mercure. Le remède était quasiment pire que le mal et nos confrères homéopathes nous interpellent en nous disant que la plupart d'entre nous sont les rejetons d'une imprégnation mercurielle chronique. Je ne prétends pas avoir d'avis sur ce sujet qui dépasse mes compétences, mais ce sur quoi tout le monde est d'accord, c'est que le mercure est un toxique effroyable.

Il a décimé la population des pêcheurs japonais de Minamata dans les années soixante mais, même sans aller jusqu'à cette extrémité, les mers étant polluées, les poissons que nous consommons contiennent d'autant plus de mercure qu'ils sont en bout de chaîne alimentaire. Or le vrai bout de la chaîne, c'est bel et bien l'homme. C'est ainsi qu'un malheureux "clochard" (à l'époque, on n'employait pas encore l'expression aseptisée de SDF) est mort à Nice il y a quelques années : il consommait quasi quotidiennement des morceaux de thon que lui donnaient les pêcheurs ! Une assistante dentaire aussi, du temps où les amalgames n'étaient pas préparés dans des capsules scellées. Plus étonnant encore : un bébé est mort et de manière étrange. L'autopsie a révélé une intoxication au mercure. Un thermomètre avait été cassé dans sa chambre où l'aspirateur était passé quotidiennement. Le mercure s'était logé dans l'appareil et des vapeurs étaient diffusées tous les jours ! Or les vapeurs atteignant facilement le cœur des cellules, c'est sous cette forme que la toxicité est maximale.

Parler du mercure nous amène à soulever **l'épineuse question des amalgames dentaires** (qu'on appelle plombages car ils ont la couleur du plomb bien qu'ils n'en contiennent pas). Il est peu contestable que ces produits d'obturation dentaire aient rendu d'immenses services à l'humanité, durant les deux siècles passés. Cependant le microscope à balayage montre qu'un amalgame, même placé il y a plusieurs années, diffuse toujours des gouttelettes de mercure. Et boire chaud, un café par exemple, sur un amalgame ou simplement mastiquer, relargue des vapeurs de méthylmercure. Franchissant toutes les barrières, dont la barrière hémato méningée, ce sont les vapeurs qui sont la forme la plus toxique car la plus assimilable par nos cellules.

Les chirurgiens dentistes, lorsqu'ils enlèvent des vieux amalgames, sont d'ailleurs soumis à des exigences draconiennes : aucun déchet ne doit être rejeté dans les eaux usées ni même avec les autres déchets médicaux. Ils encourent pour cela des amendes et même des peines de prison (qui, rassurez-vous, n'ont jamais été appliquées) car, relâché dans la nature, le mercure va immanquablement polluer les nappes phréatiques[51]. Par contre, mettre un produit qui relargue du mercure dans la bouche des gens ne serait absolument pas dangereux ! J'aimerais bien que quelqu'un m'explique clairement ce qui apparaîtrait, pour un enfant de dix ans, comme une indubitable contradiction.

Certes l'immunité permet souvent de s'en tirer sans trop de dommage apparent. Mais ce n'est pas le cas de tout le monde et, comme personne ne sait, a priori, sur quel plateau de la balance il se trouve, autant ne pas trop tenter le diable.

Plusieurs milliers d'analyses effectuées par l'Institut Français de l'Environnement montrent que la grande majorité des cours d'eau ainsi que plus de la moitié des eaux souterraines sont polluées par des **pesticides**. L'agriculture intensive est responsable de cette pollution et nous sommes d'ailleurs les troisièmes plus gros "consommateurs" mondiaux de pesticides. La faute aux agriculteurs ? C'est délicieusement agréable de rejeter toute la responsabilité sur l'autre, ce qui permet par la même occasion de se débarrasser de la sienne. La pratique du bouc émissaire est un comportement aussi vieux que la Création puisque le candide Adam et Eve la sublime en auraient été les premières victimes, responsables et coupables aux yeux d'un Dieu qui s'autoproclamait ni l'un ni l'autre. Aussi sommes nous bien loin du jardin d'Eden et ce sont les agriculteurs qui en font les frais les premiers. Ils sont pourtant les otages d'une hydre qu'aucun Hercule n'a pu terrasser jusqu'à maintenant : le système dans lequel nous vivons et qui leur impose de produire toujours plus à un coût toujours moindre. Ce n'est pas que leur choix soit limité : la plupart n'ont, en pratique, aucun choix. Passer de l'agriculture intensive à l'agriculture biologique, c'est changer de métier pour une activité qui, au début, sera aléatoire et sans garantie de succès.

La pollution agricole n'est pas seulement alimentaire, le méthane fabriqué par les bactéries qui assurent la digestion de nos bonnes vaches laitières est plus de vingt fois plus agressif sur l'accroissement de l'effet de serre que le gaz carbonique.

Dans les grandes firmes qui fabriquent les pesticides, les hommes sont protégés par des gants, des combinaisons et des masques étanches, alors que tout se passe en milieu sécurisé, avec aspiration contrôlée du moindre résidu ou de la moindre poussière. L'agriculteur va épandre ces produits sans précaution particulière, sans tenir compte du sens du vent qui les dissémine à son gré et tant pis pour ceux qui sont au mauvais endroit et au mauvais moment. Le Professeur Sultan, de Montpellier, a d'ailleurs alerté les pouvoirs publics après avoir constaté une prévalence des anomalies génitales à type de pseudo hermaphrodisme masculin chez les enfants d'agriculteurs. Car les métabolites des pesticides traversent le placenta et ont une action antiandrogénique très marquée. Les agriculteurs sont bien les premières victimes des produits qu'ils sont contraints de manipuler. Certaines sociétés antiques sacrifiaient parfois leurs enfants pour s'attirer les faveurs des dieux. Ils avaient l'excuse de l'ignorance, mais nous, qu'avons-nous comme excuse ?

À Gilly-sur-Isère, une élévation anormale du nombre de cancers a attiré l'attention sur la source de pollution probable : l'incinérateur d'ordures ménagères. Il crachait des taux de dioxine plusieurs centaines de fois supérieures aux normes légales. Plus de sept mille bovins, ovins et caprins furent abattus (sur huit mille !). Plus de deux millions de litres de lait et trente tonnes de fromage détruits. Quant aux douze mille tonnes de fourrage contaminé, elles sont depuis stockées en plein air et on n'a aucune solution pour les décontaminer. Elles pourrissent lentement en attendant de diffuser peu à peu leurs toxiques dans les eaux de ruissellement puis dans les nappes phréatiques. L'incinérateur a été arrêté, un autre a été construit qui rejette “une eau salée” disent ses responsables dans une rivière où, curieusement, meurent les poissons.

Ainsi, d'eau de ruissellement en petites rivières et de petites en grandes rivières, l'homme pollue les océans. Les mers fermées sont les premières touchées et ma chère Méditerranée se gorge de métaux lourds et de pesticides. Au nord de Marseille, le port de l'Estaque a inspiré les plus grands peintres. Mais l'activité industrielle jusqu'au milieu du vingtième siècle a laissé un “lourd” héritage : le cadmium. Il a, lui aussi, raviné jusque dans la mer et, dans cet endroit assez paradisiaque car abrité du Mistral, la Mairie recommande discrètement aux plongeurs de ne pas palmer au fond pour ne pas remettre le métal lourd en suspension dans le milieu marin et aux habitants de ne pas cultiver de potager. Idem au sud-est de la ville, dans les merveilleuses calanques des Goudes, où là, c'est le plomb qui est en cause. Quatre-vingts ans après la fermeture des usines, la ville a courageusement mis des panneaux interdisant l'accès à la mer dans les sites les plus pollués. Il parait que, dans quelques millions d'années, il n'y paraitra plus.

En Suède, sur la côte de la mer Baltique, la fertilité des pêcheurs diminue, la taille et le poids moyen des nouveaux-nés aussi mais la prévalence des troubles neurologiques de ces enfants a augmenté. Du chlore et du dioxyde de chlore était rejeté dans la mer par l'industrie papetière (pour blanchir le papier). Les rejets ont été arrêtés en 1992, mais la Baltique est peu profonde et fermée et le fond de la mer est définitivement pollué.

On a eu la surprise de déceler des PCB dans des lacs d'Alaska. Aucune activité humaine ne pouvait expliquer leur présence. Les coupables et victimes sont les saumons ! Venant mourir dans le lac qui les a vus naître, ils y concentrent la pollution des océans. Ainsi, un des poissons essentiels à notre chaîne alimentaire (rappelez-vous, il apporte les oméga 3 "prêts à l'emploi" que sont l'EPA et le DHA) est-il lui aussi atteint.

L'industrie manipule plus de cent mille substances chimiques dont les études toxicologiques chez l'homme n'ont jamais été faites. Et pour une "bonne" raison : nous ne devrions pas être en contact avec elles. Du moins théoriquement. En réalité, elles finissent toujours par polluer l'air, le sol et l'eau, c'est-à-dire l'écosystème vital animal et humain. Près de l'étang de Berre, dans le sud de la France, une ancienne poudrière datant de Louis XIV et abandonnée depuis longtemps, attend toujours d'être dépolluée, la seule protection de la population étant pancartes et grillages, troués depuis longtemps et par où passent les gamins ravis de cette occasion de braver l'interdit des adultes pour jouer, sinon avec le feu, du moins avec leur santé.

Un livre ne suffirait d'ailleurs pas pour simplement énumérer les différents lieux où des pollutions industrielles ont discrètement planté leur campement pour plusieurs siècles à l'étonnement indigné des édiles qui en ont souvent profité sans prendre la moindre précaution pour agir.

Quant aux inévitables potentialisations dues aux différentes associations de ces produits entre eux, il n'en a jamais été question non plus. Toxicologue à Bordeaux, le Professeur Narbonne déplore que l'État se contente des études présentées par les fabricants qui sont donc juges et parti, sans jamais demander des contre expertises à des laboratoires indépendants. Avec pour seule raison le surcoût que cela occasionnerait. C'est un choix qui a le mérite du cynisme limpide.

Même chose d'ailleurs pour les centaines d'additifs alimentaires. Ce sont eux qui permettent en toute légalité de faire par exemple des soupes de légumes sans légumes et des boissons aux fruits sans fruits. Pour en revenir une dernière fois sur ce pauvre saumon, quand nous allons en acheter un, les industriels savent que nous prenons "instinctivement" celui qui a une belle couleur rose. Or la couleur du saumon sauvage lui est donnée par les petits crustacés qu'il mange (comme les flamants roses d'ailleurs, mais nous ne mangeons pas encore de flamants). Autant en rajouter une couche avec un colorant. Or on s'est aperçu que celui-ci, une astaxanthine, toxique pour la rétine, était responsable d'accidents oculaires parfois très sérieux[52]. On peut objecter qu'on n'est pas obligé quand on est artisan, écrivain public ou curé de campagne, de savoir que les poissons d'élevage sont repeints avant livraison. Et bien autant en prendre conscience tout de suite : à peu près rien de ce que nous mangeons aujourd'hui n'est naturel, principalement dans les produits industriels.

Puisqu'on parle de produits industriels, ce sont ceux qui contiennent le plus d'acides gras trans. Les doubles liaisons de ces acides gras on été saturés en hydrogène pour les stabiliser. Faisant ainsi, on rigidifie leurs molécules et la rigidité n'est pas précisément une des qualités de la vie qui est fluctuation et adaptation constante. On favorise ainsi les LDL au détriment des HDL, autrement dit on augmente le cholestérol athérogène et on diminue l'antiathérogène. **En pratique il faut donc éviter le plus possible les chips, les charcuteries et les pâtisseries industrielles, les plats tout préparés et les soupes en sachet**.

Alors que le niveau ainsi que l'espérance de vie ont plus augmenté en un siècle, de 1850 à 1950, que de Vercingétorix à Napoléon III, la quantité des spermatozoïdes a diminué de 50 % en seulement 50 ans. Ceci s'est produit dans la deuxième partie du xxe siècle, date de l'essor du DDT pour aboutir à l'Agent Orange dont la dioxine empoisonne le sol vietnamien pour les siècles à venir. C'est en 1939 que le chimiste suisse Paul Hermann Muller a mis au point le DDT et il a reçu le prix Nobel en 1948 tellement les services rendus par ce pesticide organochloré s'étaient, dans un premier temps, avérés immenses ! Cinglante leçon de la vie aux apprentis sorciers, en retrouvant ce poison aujourd'hui encore jusque dans le lait maternel bien qu'il ait été interdit depuis 1970, on a une petite idée de l'impasse dans laquelle nous nous sommes fourvoyés, d'autant que, s'il est un des tout premiers polluant chimique, il est loin d'être le seul. Les PCB par exemple, composés chlorés représentés par plus de 200 produits et relarguant de la dioxine, ont été interdits en 1985 par l'Union Européenne. Mais leur rémanence dans la biomasse les rend toujours dangereux. On peut multiplier la litanie des exemples.

Quant à celles et ceux qui, soucieux de leur santé, mangent salades et légumes verts en lieu et place de la nourriture industrielle, ils ont, certes, des fibres et des vitamines B, mais aussi les pesticides inhérents à l'agriculture intensive. Sur ce point la supériorité de l'agriculture biologique ne peut en aucun cas se discuter, même si les critères de compétence pour l'agriculteur et de prix pour le consommateur sont des freins incontestables à son développement. La France est d'ailleurs lanterne rouge dans les efforts réellement faits pour promouvoir le biologique. À cela s'ajoute la pollution de l'air, majorée, dans le sud de la France, par des pics de pollution à l'ozone en période estivale. L'intérieur des habitations où diffusent à longueur d'année les solvants des colles des matériaux synthétiques, des produits anti moustiques, anti mites, anti acariens ainsi que les "parfums d'ambiance" est plus pollué que l'extérieur et, si on a une petite idée de la toxicité de quelques unes de ces substances, là non plus, on ne sait rien de leurs associations. Ce n'est pas forcément pour rien que les allergies explosent et que **les cancers de l'enfant augmentent de un pour cent depuis trente ans** !

On retrouve des substances toxiques dont des cancérigènes avérés dans l'urine des enfants dont un seul des parents fume. Fumer dans une autre pièce de l'appartement ne protège nullement l'enfant tant les produits sont volatils, il faut aller fumer hors de la maison.

Quant à l'air de son appartement, il est possible de le faire analyser au point de vue des allergènes et des polluants, des structures compétentes existant dans la plupart des villes. Un conseil pratique cependant : **ouvrir cinq minutes les fenêtres en grand le matin pour dépolluer l'atmosphère confinée de la nuit** (si vous les entrouvrez seulement, le froid va rentrer mais la pollution va rester). Mais si vous habitez sur un boulevard périphérique, je n'ai pas de solution.

On ne peut donc que saluer les efforts des Professeurs Jean Marie Pelt à Metz, Sultan à Montpellier, Belpomme (qui a lancé l'appel de Paris), ainsi que de Nicolas Hulot, sans oublier les milliers d'anonymes, pour faire reconnaître l'Écologie comme la priorité fondamentale. Mais la faiblesse des démocraties est que les hommes politiques n'ont, en pratique, que deux objectifs : premièrement, se faire élire, et deuxièmement, se faire réélire. Conditions sans lesquelles, il faut bien l'avouer, ils n'ont aucun moyen d'action. Il alors bien est difficile de ne pas saupoudrer de démagogie ses promesses électorales qui, selon l'adage bien connu, n'engagent que ceux qui y croient. Il s'agit cependant de notre survie et surtout de celles de nos enfants et petits-enfants. Je ne sais pas si le XXIe siècle sera particulièrement spirituel, mais l'homme devra y montrer un minimum de respect pour la nature ou c'est la nature qui nous expulsera manu militari. Et on ne pourra pas lui donner tort.

“ Vous croyez que la Terre appartient à l'homme, mais c'est l'homme qui appartient à la Terre et tout ce que vous lui faites, vous le faites à ses enfants, c'est-à-dire à vous-même” déclarait, au XIXe siècle, le chef Indien Seattle au président des Etats-Unis qui usurpait les espaces vitaux des Indiens avec des traités jamais respectés[53].

Il ne reste plus de lui que le nom d'une grande ville de la côte ouest des États-Unis.

Le Grand Esprit de nos frères Indiens qui unissait l'Homme à la Nature nous manque cruellement.

CHAPITRE 2
LES RADICAUX LIBRES
L'APPARENT PARADOXE DE L'OXYGÈNE
LA BAGARRE OXYDANTS/ANTIOXYDANTS

Radicaux libres, oxydants, antioxydants : les médias en parlent tous les jours, donnant des avis plus ou moins autorisés et surtout plus ou moins divergents parmi lesquels il est bien difficile de se retrouver quand on n'a aucune base réelle de connaissance de ces sujets en réalité complexes et où se joue rien moins que la lutte pour la vie.

Vous ne savez pas vraiment ce que sont les phénomènes d'oxydation ? Pourtant, vous les avez souvent vus à l'œuvre. Le vieux portail en fer, le morceau de tôle ou le rafiot qui se couvre de rouille, c'est un phénomène d'oxydation. La rouille n'apparaît que là où le métal est à nu et, si on gratte la peinture là où elle est encore adhérente, le métal est à l'état neuf. Dans la genèse de la rouille, c'est l'oxygène qui est en cause. Ce phénomène conditionne toute la nature, le vivant comme le non vivant. Pour prendre un autre exemple plus proche de notre propos, quand on coupe une pomme en deux, elle commence à brunir dans les quelques secondes qui suivent son exposition à l'air. Elle a été attaquée par l'oxygène en présence d'eau et, au bout de cinq minutes, elle aura pris une couleur brune. Par contre si, sur une des deux moitiés, on presse un citron, cette moitié restera intacte et ce, tant qu'on rajoute quelques gouttes de citron pour compenser l'évaporation. Le jus de citron contient un produit qui empêche l'oxydation, en l'occurrence la vitamine C. On met d'ailleurs du jus de citron sur une salade de fruits pour que les fruits qui ne contiennent pas ou trop peu de vitamine C (pommes, poires, bananes) ne brunissent pas. La même expérience peut être faite avec de la vitamine C pure, en poudre par exemple, à saupoudrer sur la pomme et la protection est encore meilleure car pure, la vitamine C est encore plus concentrée que dans le jus de citron.

A priori, ces constations peuvent paraître paradoxales car l'oxygène est indispensable à la vie. Or, même dans les processus vitaux, l'oxygène sert précisément à oxyder, c'est-à-dire à dénaturer les molécules pour permettre leur transformation. C'est ce qui se passe dans la respiration cellulaire ou dans la fabrication d'énergie par les mitochondries, processus essentiels à l'entretien de la vie. Mais l'équilibre apport/besoin n'est pas parfait. S'il y a un manque d'oxygène, l'organisme ne peut assurer pleinement son métabolisme et s'il y a trop d'oxygène, il exerce son action oxydative sur des éléments qui n'ont pas à être oxydés. Dans les deux cas l'organisme souffre. Comme la langue d'Esope, l'oxygène est capable du meilleur comme du pire.

Ces notions sont connues depuis bien longtemps mais d'autres du même genre ont été découvertes depuis trois quarts de siècle. C'est en effet dans les années trente que les producteurs de caoutchouc britanniques, pragmatiques comme tous les hommes d'affaires, cherchèrent la raison du craquellement des pneus. Les chimistes découvrirent alors que les coupables étaient des molécules ou des atomes qui, ayant perdu un électron sur leur couche externe, se retrouvaient avec un nombre impair d'électrons ou, ce qui revient au même, un électron célibataire sur leur couche externe. On les appela les radicaux libres. Ces éléments ont une réactivité considérable. Recherchant un nouvel équilibre, ils arrachent un électron là où ils le peuvent, créant une chaîne sans fin de radicaux, sorte d'Attilas physico chimiques particulièrement destructeurs.

Ces éléments, dits “espèces réactives de l'oxygène” sont, pour prendre quelques exemples seulement :

Parmi les radicaux libres : l'anion superoxyde O_2^- ou le radical hydroxyle OH^-

Parmi les molécules non radicalaires : le peroxyde d'hydrogène H_2O_2 plus connu sous le nom d'eau oxygénée.

Or, radicalaires ou non, ces molécules délétères, nous sommes les premiers à en fabriquer, ne serait-ce que pour nous défendre des germes pathogènes.

Et si la défense dépassait parfois son but ? Médecin et chimiste, Denham Harman émit l'hypothèse que les radicaux libres étaient probablement un des facteurs majeurs du vieillissement chez l'homme et les animaux. Preuve indirecte de sa justesse de vue, la communauté scientifique, encore une fois à l'avant-garde de la sclérose, trouva son hypothèse absurde ! Mais, vingt ans plus tard, dès la fin des années cinquante, personne ne pouvait plus mettre en doute le **rôle actif des radicaux libres dans les processus de vieillissement**. Parallèlement à Linus Pauling, Harman mit en évidence l'action antioxydante de la vitamine C, mais aussi de la vitamine E et du béta carotène. Vu le rôle vital des antioxydants, il aurait peut-être mérité un prix Nobel lui aussi.

LA "CATASTROPHE MÉTABOLIQUE"

Mais ce n'est pas tout, les processus mêmes de la vie, à savoir les mécanismes de la respiration cellulaire eux-mêmes, quelque perfectionnés qu'ils soient, sont entachés d'un vice de fonctionnement inhérent à la physiologie. La chaîne respiratoire laisse en effet "échapper" 2 à 4 % d'oxygène qui, non utilisé pour la respiration, va grossir les rangs des agresseurs qui écument notre milieu intérieur. On a nommé ce phénomène la "catastrophe métabolique". Et ce phénomène s'amplifie au cours de toute pathologie, quelle qu'elle soit, jusqu'à atteindre des seuils de 10 % qui ajoutent leur agression à celle de la pathologie en cours. À l'état "normal", le taux de fuite est fréquemment autour de 5 %. L'organisme a des mécanismes de défenses antioxydantes qui, normalement, le protégent mais l'agression oxydante se produit quand il y a rupture d'équilibre, quand l'attaque dépasse en intensité les possibilités de défense, quand les défenses sont trop faibles ou quand les deux phénomènes se conjuguent.

Parmi les molécules toxiques, on peut citer les molécules que nous venons de voir :

Pour les radicaux libres, l'anion superoxyde O_2^- et le radical hydroxyle OH^-

Et pour les molécules non radicalaires, le peroxyde d'hydrogène ou eau oxygénée H_2O_2

LES DÉFENSES ANTIOXYDANTES

Elles sont assurées par des molécules spécialisées et par des enzymes.

Les principales molécules sont :

Des vitamines : A, C, E.

Le Sélénium, cofacteur d'une vingtaine d'enzymes

Le Lycopène, pigment rouge de la tomate.

La proanthocyanidine des pépins de raisins

L'Astaxanthine, pigment caroténoïde dix fois plus puissant que celle du lycopène et cent fois plus que celle de la vitamine C.

L'Acide Alphalipoïque

Le Coenzyme Q10, activateur de la production d'énergie mitochondriale

Les enzymes antioxydantes sont :

La SOD ou Superoxydismutase, la Catalase et la Glutathion peroxydase

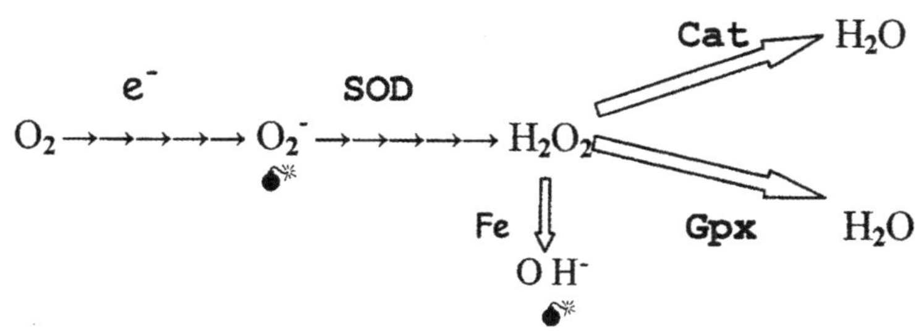

Un électron "tombe"de la chaîne respiratoire mitochondriale et, capté par l'oxygène, crée un Anion Superoxyde O_2^- très agressif. Celui-ci est transformé en eau oxygénée par la Superoxydismutase. Puis la Catalase ou la Glutathion Peroxydase transforment cette dernière en eau. Mais, en présence de Fer libre, l'eau oxygénée donne naissance au Radical Hydroxyle O H^- extrêmement toxique lui aussi.

CHAPITRE 3
L'ACTIVITÉ PHYSIQUE ET LA RESPIRATION

Une activité physique régulière est indispensable à une vie saine.

Pas n'importe quelle activité physique : la meilleure est la marche.

Quant à la respiration, si vous voulez respirer, il faut d'abord marcher. Paradoxe, me direz-vous : nous venons de voir que l'oxygène est une arme à double tranchant et a aussi un côté toxique ! Certes, mais ce côté, qui ne vient que de notre métabolisme, ne variera pas que l'on respire bien ou mal. Alors, pour le même prix, autant bien respirer car la respiration est fondamentale pour nous apporter de l'oxygène mais aussi pour nous détoxiquer (entre autres du gaz carbonique).

Or la marche est la seule activité physique qui soit antioxydante.

C'est la marche pour aller et/ou revenir du bureau, aller chercher le pain ou les enfants à l'école au lieu d'y aller avec la 4 x 4 belle comme un camion mais polluante comme une usine, c'est la montée d'escaliers au lieu de l'ascenseur, c'est la marche plaisir à la campagne, en la calant si possible, sur sa respiration comme nous le verrons dans le chapitre consacré à l'obésité.

À défaut de marche, on peut pratiquer l'aquagym. Effectuée en apesanteur, celle-ci est en effet bien différente de la gymnastique au sol. Elle permet aussi de déverrouiller des articulations engourdies. On peut aussi alterner marche et aquagym, tout cela selon les lieux, les saisons et les préférences. En cas d'impossibilité d'activité extérieure, des succédanés sur appareils permettant à la fois le pédalage debout et les tractions alternatives avec les bras peuvent prendre un temps le relais.

Effectuées dans ces conditions, la marche, l'aquagym et la gymnastique douce vont relancer les métabolismes assoupis dans leur léthargie de surcharge. Bénéfice secondaire : ça remodèlera aussi votre silhouette.

Vous venez d'acheter un ouvrage des Éditions Delville Santé et nous vous en remercions. Si vous souhaitez être tenu(e) au courant de nos nouveautés, vous pouvez nous renvoyer cette carte complétée.

Titre du livre dans lequel vous avez trouvé cette carte : ....

❒ Mme ❒ Mlle ❒ M. ❒ Société

Nom..

Prénom..

Adresse...

....

Code Postal..

Ville...

Téléphone..

Télécopie...

E-mail...

Merci de nous indiquer les thèmes qui vous intéressent :

❒ Santé, Médecines Douces

❒ Psychologie, Développement Personnel

❒ Arts Divinatoires (Astrologie, Voyance, Cartes et Tarots, Télépathie, Rêves...)

❒ Orientalisme

❒ Religion

Merci
d'affranchir
au tarif
en vigueur

DELVILLE SANTÉ
44 rue du Cherche Midi
75006 PARIS

QUATRIÈME PARTIE
LES MALADIES DE L'ALIMENTATION

CHAPITRE 1
CARDIO-VASCULAIRE OU CANCER : LA PESTE OU LE CHOLERA ?

Si vous êtes un incorrigible original, vous pourrez bien sûr choisir le parapente dans l'Himalaya une nuit de pleine lune ou le saut à l'élastique sans élastique le jour où vous devrez vous résoudre à rejoindre vos dignes ancêtres mais si vous ne voulez pas vous faire remarquer, votre choix ne pourra guère se faire qu'entre le cancer et l'accident cardio-vasculaire. Ce sont les deux plus grandes causes de mortalité dans le monde occidental.

Il n'y a pas si longtemps, les maladies infectieuses étaient (sur le point d'être toutes) vaincues et la guérison du cancer n'était qu'une question de temps : cinq ans pour les optimistes, dix pour les raisonnables et quinze pour les indécrottables pessimistes. C'était au début des années soixante, quand j'ai commencé mes études de médecine. Actuellement le cancer du poumon explose (alors qu'un adage voulait que "le cancer des bronches n'existe pas chez la femme" : c'était simplement parce nos compagnes ne fumaient pas). Le cancer du sein a doublé en vingt ans, le cancer de la prostate est en augmentation constante ainsi, chez les deux sexes, que le cancer du colon. Le cancer, chez l'enfant, augmente de 1 % par an depuis trente ans ! En tout, les cas de nouveaux cancers ont augmenté de 40 % en l'espace d'une génération, ce qui fait que les progrès de la thérapeutique sont largement compensés par l'extension de la maladie et qu'on a plus de "chances" (toutes relatives) de mourir d'un cancer aujourd'hui qu'il y a cinquante ans ! Quant aux maladies infectieuses, Sida, Ebola, Creutzfeld Jacob, légionellose, grippe aviaire et autres Sras, à quoi on peut ajouter la multiplication des résistances bactériennes, elles ne se portent pas mal non plus alors qu'on avait pratiquement publié leur avis de décès. Comme toujours, les talentueux prévisionnistes s'étaient lourdement trompés mais comme, plus de quarante ans après, ils sont tous morts ou gâteux, on n'a même pas la possibilité de leur en vouloir.

Les cancers ne sont pas tous liés à l'alimentation. Pas tous certes, mais nous avons aujourd'hui assez d'arguments pour estimer que **les trois quarts d'entre eux ont une origine environnementale et plus de la moitié une origine alimentaire**. Les travaux du professeur Belpomme sont assez éloquents à ce sujet.

Une forte consommation de viande rouge va jusqu'à multiplier par deux la fréquence du cancer du colon, comme la grande consommation de laitages augmente la prévalence du cancer de la prostate. Quant à nos chers fromages, on a montré en Grèce que le taux de mortalité (par cancer et accidents vasculaires) suivait très exactement le taux de consommation de fêta : il augmente à chaque tranche de 200 grammes en plus chaque jour !

Les fibres (et donc les céréales et légumineuses complètes, mais surtout les légumes et les fruits) sont des agents protecteurs de la très fragile muqueuse intestinale et **leur consommation divise pratiquement par deux la fréquence des cancers du colon** par rapport aux groupes qui en mangent peu. Elles servent d'aliments à la flore bactérienne saprophyte et sont ainsi un élément majeur de l'équilibre écologique du colon. Elles ont aussi un effet mécanique de balayage doux de la muqueuse, limitant le temps de contact avec les éléments pathogènes. Enfin leur capacité de rétention d'eau régularise les selles.

Au Japon, l'alcool (le saké) et l'habitude de manger grillé entraînent un fort taux de cancer de l'œsophage et de l'estomac. Il en est de même pour les aliments fumés et les salaisons du nord de l'Europe (Finlande par exemple).

Vous me direz que vous n'êtes ni japonais ni finlandais et qu'à chacun ses problèmes. Alors voici qui est valable pour tous : la cuisine au beurre et les graisses saturées (frites de nos amis belges et "*fish and chips*" Outre Manche) affichent des taux de cancérisation plus importants que la "civilisation de l'huile d'olive".

L'obésité, enfin, est un facteur de risque maintenant bien connu, non seulement de diabète, mais aussi de décès prématuré, ainsi, surtout, que les multiples régimes yo yo. Puisque nous parlons de diabète, nous ne sommes pas si loin que ça des États-Unis où 30 % de la population est obèse ou en surpoids. L'obésité, le diabète de l'âge mûr (dit encore diabète gras) et l'hypertension ont été très justement qualifiés de "tueurs silencieux". Or les habitudes alimentaires jouent un rôle majeur dans la survenue du surpoids et du diabète. C'est enfoncer une porte ouverte que mettre en cause les sucres "rapides" (ou plutôt ceux dont l'indice glucidique est élevé). Il n'y a pas que les sucreries, les gâteaux et autres viennoiseries qui sont concernés. Une purée est quasiment un sucre rapide. Des pâtes très cuites aussi, pas des pâtes “al dente” (la cuisson casse l’amidon en sucres simples, les rendant de ce fait, plus rapidement assimilables). Mais il y a aussi l’agencement du repas : un aliment sucré pris en fin de repas donnera une montée glycémique bien moins importante que s’il était pris seul, en dehors de toute digestion. De même du sucré sera absorbé plus lentement s’il est mangé avec des lipides que tout seul.

En règle générale, nous mangeons “trop” : trop salé, trop sucré, trop gras et souvent trop carné.

Le goût du sel

De tout temps l’homme a cherché les moyens de conserver ses aliments et la salaison a été une des principales techniques pour y parvenir. C’est ainsi que, rapidement, est venu “le goût du sel”. Le sel est apparu indispensable, vital même et, comme il y a eu la route de la soie, il y a eu les routes du sel. Elles perdurent actuellement au Niger. Ainsi le Compagnon tailleur de pierres qui construisait les cathédrales recevait-il le juste “salaire” de son travail. Quant à nous, pour dire combien nous apprécions une situation, ne disons-nous pas qu’elle ne manque pas de sel ? Nous associons et, en fait, nous confondons saveur et sel. Or, pendant des millions d’années, l’homme a vécu sans pouvoir ajouter de sel à sa nourriture : celui contenu dans les aliments suffit à notre survie. Mais l’habitude multiséculaire de saler les aliments pour les conserver a modifié notre perception du goût. Alors nous rajoutons du sel bien plus que nécessaire. Et cela, de plus en plus. Nous avons besoin de 2,5 grammes à 3 grammes de sel par jour. Nous absorbons 8 à 12 grammes, parfois plus. Ceci fatigue notre rein et est facteur d’hypertension, et, par là, d’accidents vasculaires cardiaques et cérébraux, causes majeures de mortalité en Europe et aux États-Unis.

Mais ce n'est pas le sel de nos préparations culinaires qui est le plus important.

Les aliments en cause sont le pain, la charcuterie, les fromages et les plats préparés.

Il a d'ailleurs fallu la médiatisation des travaux du Docteur Pierre Meneton, de l'Inserm, pour que, sous la pression des consommateurs, le gouvernement prenne la décision de diminuer progressivement et sur plusieurs années, la teneur en sel du pain.

Le sel de table nous apporte donc trop de sodium. Normal, puisque c'est du chlorure de sodium. Nous manquons ainsi relativement de potassium. Or l'équilibre Na/Cl est essentiel au potentiel de membrane de la cellule et donc à son activité normale. Le mieux serait de remplacer le sel de table par du sel de potassium. Je dois reconnaître que son goût n'est pas terrible, bien qu'il existe un sel de potassium agrémenté d'herbes de Provence qui est tout à fait correct. Même sans aller jusque là, **il est souhaitable de faire un mélange, par exemple à cinquante pour cent, de sel de table et de potassium**. Quant à ceux qui resalent systématiquement leur plat, sans les avoir goûtés, ils se porteront mieux, à long terme, de ne resaler qu'avec du sel de potassium. À savoir enfin : **si on ne sale plus du tout, le goût et le besoin de sel passe en un peu plus de trois mois**.

Le goût du sucre

Tous les bébés aiment spontanément le sucre la première fois qu'ils le goûtent : c'est est en effet la seule drogue innée. Pendant très longtemps, les seules saveurs sucrées disponibles ne furent apportées que par les fruits et le miel. Inutile de dire qu'elles étaient rares. Il fallut attendre la fin du XVIIIe siècle pour qu'on importe en Europe du sucre de canne et le début du XIXe siècle pour qu'on fabrique industriellement du sucre de betterave. Mais on s'est rattrapé depuis et la consommation n'a cessé d'augmenter, particulièrement pendant les cinquante dernières années.

Un verre de soda ou de sirop contient quatre à cinq morceaux de sucre, les barres et les préparations chocolatées aussi. Si on se lève tous pour elles selon ce qu'en dit une publicité, il vaudrait mieux pour notre santé que se soit pour partir en courant, ce qui, en plus, nous ferait faire un minimum de sport. Les plus pervers sont d'ailleurs les sucres cachés. Dans le ketchup, les hamburgers, les chips, les glaces, les colas et autres sodas, vous avez le secret du jeu de massacre alimentaire qui tue en donnant du plaisir (c'est l'exacte définition des drogues) les Américains du nord. Obésité, diabète (rappelez vous ces braves Indiens du Rio Grande), maladies cardio-vasculaires, pancréatites aiguës et même pas mal de cancers : de tout cela, l'opinion américaine, un peu éberluée de cet "american paradox" inversé, en prend douloureusement conscience alors que ces habitudes alimentaires arrivent en Europe à grand renfort de publicité particulièrement subtile. Le choix appartient au consommateur, si tant est qu'il soit encore capable de choisir dans un univers qui l'infantilise : manger mou, avec ses doigts, dans un univers ludique où les seuls contes de fées sont pour les actions des multinationales.

Le goût du gras

Si "ça ne manque pas de sel", il n'empêche qu'on "défend son bout de gras". Car le gras est particulièrement indispensable à la vie, nous le savons. Mais pas n'importe quel gras et, de ce point de vue, nous mangeons moins bien que ce bon vieux Cro-Magnon ou que son cousin Neandertal ! Ils avaient très peu d'acides gras saturés dans leur alimentation et leur rapport oméga 3/oméga 6 était idéal (1 à 1/2 au lieu de 1/15 à 1/25 en moyenne aujourd'hui). Il faudrait réduire sensiblement notre apport en lipides saturés, en sachant que, là encore, les lipides cachés sont les plus difficiles à débusquer : buffets d'apéritifs, viennoiseries, plats préparés, traîtresses biscottes qu'on prend pour maigrir et qui contiennent du sucre et du beurre que le pain ne contient pas.

Même l'Église en a tenu compte. Après un dernier "mardi gras", on entrait dans le carême et on s'abstenait de gras et de viande pendant quarante jours. Par contre les poissons n'étaient pas interdits. Or on sait maintenant que le plus gras des poissons est plus maigre que la plus maigre des viandes. Après l'encrassage de l'hiver, c'était le grand nettoyage de printemps. C'était loin d'être idiot et c'est probablement pour ça que plus personne ne respecte cette coutume dont je ne vous assurerais pas qu'elle renforce la santé de l'âme, mais certainement celle du corps, ce qui n'est déjà pas mal.

Le goût du sang

Là, j'exagère un peu. Certes, de par son histoire, son anatomie et sa physiologie, il faut bien admettre que l'homme est omnivore. De là à être carnivore, il y a un (grand) pas que certains franchissent allègrement. Cependant, **manger de la viande à tous les repas, c'est-à-dire deux fois par jour est une monstrueuse erreur**. C'est le "syndrome du Bourgeois Gentilhomme". Sous Louis XIV, les nobles mangeaient volailles et gibier pratiquement tous les jours. Corollaire : seuls les riches mangent de la viande à profusion. Si je peux faire de même, je m'arroge une prérogative (alimentaire) de noblesse, de richesse et de respectabilité.

Cela ne s'est pas fait sans mal d'ailleurs, de peu discrets tracas digestifs ont été la rançon de cette alimentation éloignée au possible du naturel. Et c'est ainsi que l'expression "comment allez-vous ?" (sous entendu : "comment allez-vous à la selle ?") est l'héritage de cette époque d'intestins tour à tour constipés, débâcleux ou flatulents. Ironique pied de nez de la Nature : le Roi Soleil souffrit d'une fistule anale. Quant aux médecins saigneurs et purgeurs de Molière, ils ont assurément, et pour l'éternité des hommes, été les grotesques porte-clystères de cette société où la raison de vivre se confondait souvent avec celle de manger.

CHAPITRE 2
POUR EN FINIR AVEC LE CHOLESTÉROL

– Alors, Madame Béchamèle, comment ça va les "ailes des ailes" de votre mari ?

– Moyennement, Madame Bouffarigue, le Docteur a dit que c'est les "haches des ailes" qui n'allaient pas fort[54].

Si vous voulez un cours sur les différentes fractions du cholestérol, les incollables commères sans lesquelles mon quartier ne serait plus ce qu'il est en donnent gratuitement toute l'année à la boulangerie, chez le marchand de journaux ou de fruits et légumes. Si cependant vous habitez trop loin pour venir suivre les séminaires, nous allons bravement tenter d'éclairer votre lanterne.

Il y a le bon et le mauvais cholestérol, tout le monde sait cela. Ou du moins, tout le monde utilise ces termes. Et pourtant, on parle du cholestérol. Pas des cholestérols. Alors, combien y a-t-il réellement de cholestérols ? Levons tout de suite ce suspense insoutenable : il n'y a qu'un seul cholestérol.

Mais c'est un grand voyageur. Et il affectionne particulièrement deux destinations : il va vers le foie où il est métabolisé et il part aussi du foie pour être distribué à tout l'organisme selon ses multiples besoins. Mais, quand on est une molécule lipidique, pour se déplacer dans la circulation sanguine qui est un milieu somme toute aqueux, on a besoin de le faire incognito, c'est-à-dire caché dans une autre molécule, hydrophile celle là. Or le cholestérol est un être compliqué, il utilise deux transporteurs : l'un pour aller dans un sens, l'autre pour aller dans l'autre.

Le voyage vers le foie est assuré par les HDL (*Hight Density Lipoproteins*) ou lipoprotéines de haute densité. Et le voyage à partir du foie est assuré par les LDL (*Low Density Lipoproteins*) ou lipoprotéines de basse densité. Or les LDL ont la détestable manie de se déposer dans les parois de nos artères à la moindre occasion et de s'y calcifier lentement mais sûrement, ce qui a souvent pour conséquence de nous pourrir franchement la vie. Elles s'infiltrent dans l'intimité des parois artérielles quand elles sont altérées par l'agression des "radicaux libres", molécules tueuses venues de la pollution ambiante mais aussi molécules que l'organisme créées de toutes pièces pour se défendre et qui peuvent outrepasser largement leur but.

C'est en fait l'oxydation de l'un des transporteurs du cholestérol à l'intérieur de la paroi artérielle qui est responsable de la formation de la plaque d'athérome. Ou, pour simplifier, c'est le cholestérol oxydé qui est dangereux.

Et voici la clé de l'apparent miracle Inuit : pour que le cholestérol n'entraine pas d'accident cardio-vasculaire, il est fondamental qu'il soit protégé de l'oxydation. C'est aussi cette protection qui explique en grande partie le fait que ses populations soient épargnées par des pathologies neuro dégénératives comme la sclérose en plaque. Vivant dans des conditions extrêmes, ils ont un *turn over* du cholestérol très élevé, ne serait-ce que pour fabriquer leurs hormones et s'adapter à l'hostilité du milieu. Si leur lieu de vie n'était pas protégé des multiples pollutions et donc des agressions des radicaux libres que nous connaissons, il n'y aurait jamais eu d'Inuits. Certes, maintenant on trouve de la dioxine et des métaux lourds chez les baleines, les poissons, les phoques et les ours polaires, sans même parler des Tchernobyl passés ou à venir. Sans parler non plus, pour certaines communautés du grand Nord de l'alcoolisme, conséquence effroyable de la perte de sens d'une société laminée par un "génocide à visage humain" involontaire mais pourtant bien réel. Nos frères Inuits dont l'igloo sphérique symbolise le Ciel ont du mouron à se faire, ce n'est pas celui-ci qui leur tombe sur la tête, c'est notre civilisation.

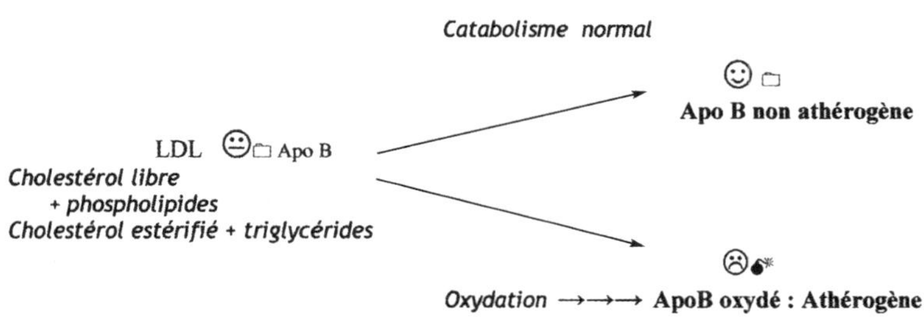

90 % des Apolipoprotéines B du sang se trouvent dans les LDL. S'il se déroule normalement, leur catabolisme se passe sans dommage. Dans le cas contraire, l'oxydation de l'Apo B est particulièrement athérogène. Ce n'est pas le cholestérol qui est par essence dangereux, c'est son oxydation.

Le principal moyen utilisé pour contenir la mortalité cardiovasculaire est de faire baisser le cholestérol car moins il y a de molécules de cholestérol, moins il y en aura d'oxydées. L'expérience a cependant montré que les molécules employées n'étaient pas toutes anodines car il leur faut interférer sur des mécanismes vitaux, au point que quelques cas particulièrement dramatiques ont entraîné la disparition du médicament après avoir provoqué celle du patient.

Ce qui est à la portée de tous cependant, c'est de veiller à son alimentation et à son statut antioxydant. C'est enfoncer une porte ouverte que de dire qu'il faut éviter fritures, graisses cuites et sucres au profit des légumes et des fruits pour limiter le taux du cholestérol.

Quant au simple dosage des Vitamines A, C, E, de la ferritine et de la glutathion peroxydase ou du glutathion réduit, il donnera déjà une bonne idée du niveau auquel se situent les protections antioxydantes du sujet. Mais qui pratique ces dosages pourtant simplissimes, ne serait-ce qu'une fois par an à partir de 50 ans ? Et d'ailleurs, quel médecin les prescrit ? Curieusement, les charmantes visiteuses médicales qui nous abreuvent de publicités plus que d'informations sur les médicaments anticholestérolémiants dont elles vantent les mérites, n'abordent jamais **le problème crucial de la protection des membranes cellulaires** dont elles n'ont d'ailleurs jamais entendu parler dans leurs multiples séminaires de (dé)formation continue. Il faut dire que, n'étant pas brevetables, les molécules antioxydantes présentent bien peu intérêt pour les laboratoires. Pourquoi les mettraient-ils en avant ?

Cette terreur du cholestérol est très ancrée dans les croyances tout autant médicales que populaires et certains sont même persuadés que, le cholestérol étant par principe dangereux, il faut arriver à la cholestérolémie la plus basse possible, voire à ne plus avoir de cholestérol du tout ! Récemment un de mes amis, pourtant cardiologue et sportif de surcroît, est venu me demander mon avis car il était inexplicablement fatigué. Plus royaliste que le roi, il maintenait son taux de cholestérol à moins de 1,60 gr. Or le cholestérol sert quand même à quelque chose et pas à n'importe quoi, il est à l'origine de la fabrication de nos hormones, donc de notre adaptation et, en définitive, de notre survie. Un malade grave, quelle que soit la pathologie en cours, dont la cholestérolémie bascule au dessous de 1,30 gr est dans une situation d'une extrême précarité, ses chances de survie se minimisant parallèlement à la chute de la cholestérolémie. Un autre de mes amis qui habite trop loin pour que je puisse le suivre régulièrement, est lui aussi venu me voir. Lui aussi était particulièrement fatigué et dépressif, ce qui ne lui ressemblait absolument pas. Mais la dernière molécule anticholestérolémiante mise sur le marché et prise sans contrôle assez strict lui octroyait une cholestérolémie effondrée à 1,26 gr/litre. Il a eu la chance de ne pas présenter de pathologie lourde en cours, sinon nous aurions pu boire le coup de l'étrier avant de nous faire de larmoyants adieux.

Ceci ne signifie pas pour autant qu'il faille ne pas se soucier de son taux de cholestérol. Bien qu'il varie notablement en fonction de l'âge et du sexe, on s'accorde pour fixer la norme "idéale" entre 1,70 et 2 gr/litre avec une tolérance jusqu'à 2,20 gr si les fractions HDL et LDL sont bonnes. Les valeurs moyennes du HDL variant de 0,35 à 0,50 entre 20 et 60 ans et le LDL entre 1 et 1,60 gr/litre.

Cependant, le taux de cholestérol seul a peu d'intérêt car peu de valeur prédictive.

Le taux respectif des HDL et des LDL (ou des Apo A et Apo B) est capital lui aussi : les HDL doivent être le plus élevées possible et les LDL le plus bas possible. En clair, il vaut mieux avoir un taux de cholestérol à 2,5° avec un bon ratio HDL/LDL qu'un taux à 2 gr avec des HDL en limite basse et des LDL en limite haute.

Mais surtout, les taux de cholestérol et de ses différentes fractions doivent être mis en parallèle avec :

– un éventuel surpoids, voire une obésité,

– un tour de taille et un rapport taille/hanche limite, voire anormal,

– un prédiabète, voire un diabète,

– une tension artérielle limite, voire une hypertension,

– une pathologie inflammatoire chronique, quelle qu'elle soit.

Ces "associations de malfaiteurs" assombrissent le pronostic de manière exponentielle. Les mesures à prendre, nutritionnelles, micronutritionnelles et concernant l'hygiène de vie (activité physique par ex.) sont alors tout simplement vitales.

CHAPITRE 3
DIABÈTE GRAS, SURPOIDS, OBÉSITÉ

Diabète, obésité, maladies dégénératives, cancer, accidents vasculaires, troubles psychiatriques : nous avons tous des proches, dans notre famille ou parmi nos amis, qui souffrent de pareilles affections. Elles sont le pain quotidien des pathologies des sociétés occidentales. Beaucoup d'entre elles sont des maladies du mode de vie et particulièrement des habitudes alimentaires erronées.

L'obésité est devenue un véritable phénomène de société. On parle même d'épidémie, mot particulièrement paradoxal pour quelque chose qui n'est ni infectieux ni viral. C'est dire si son augmentation accélérée depuis quelques années frappe les esprits. Il est évident qu'il serait difficile de ne pas la voir. Mais quelles sont les raisons de cette curieuse "pandémie" typiquement occidentale ?

Elles sont multiples et, bien qu'une participation génétique soit incontestable, elles sont toutes liées au changement de mode de vie survenu principalement pendant la seconde moitié du XX^e^siècle.

Et tout d'abord, la diminution des dépenses énergétiques. Pendant tout le XIXe siècle, et jusqu'à la première guerre mondiale, on marchait à pied et des distances journalières de cinq à sept kilomètres étaient monnaie courante. Ceux qui allaient à cheval n'étaient guère mieux lotis car l'effort demandé était très important là aussi et il ne faudrait pas confondre la promenade du dimanche du cavalier contemporain avec la journée d'hiver de la malle/poste Saint-Étienne-Le Puy. Sans aide mécanique le travail dans les champs était exténuant. Quant à l'usine, elle n'avait pas d'autre horaire que le lever et le coucher du soleil. L'hiver on se contentait d'un feu dans la cuisine. Il ne brûlait pas en permanence, les murs des habitations étaient froids, souvent humides. Pour s'adapter à de telles contraintes, l'organisme avait besoin d'une ration calorique beaucoup plus importante qu'aujourd'hui. On est d'ailleurs toujours étonné par la surabondance des plats quand on lit un menu d'il y a un siècle. Certes, ceux qui nous sont parvenus sont des menus de fête, et ni le bourgeois ni le paysan ne mangeaient ainsi tous les jours, mais nous serions bien incapables de faire honneur à de tels festins et c'est très symptomatique de deux façons de se nourrir qui doivent satisfaire des besoins différents.

Aujourd'hui l'effort physique est réduit au strict minimum. Beaucoup ne marchent que quelques centaines, voire dizaines de mètres par jour, ne montent jamais un escalier, même pour se rendre au premier étage, mais passent deux heures devant la télévision, affalés sur un canapé, pour voir un match de football, avec une pizza, une bière et un paquet de cigarettes en prime. À tel point que beaucoup éprouvent physiquement et mentalement le besoin de faire du sport, en salle ou en plein air, phénomène inconnu avant la dernière guerre.

Viennent ensuite, les profondes transformations des produits composant notre nourriture elle-même. Et tout d'abord le raffinage (du blé, du riz) qui a mis sur les tables des sucres cachés mais néanmoins "rapides". Induisant des addictions, c'est-à-dire des dépendances, le sucre est en effet une véritable drogue. Quant aux graisses, elles apportent l'onctuosité et la sapidité. Les choses n'ont donc fait qu'empirer et **actuellement, la quantité de sucres et de graisses cachés est totalement hors de proportion avec une alimentation naturelle**. Rappelez-vous l'exemple quasi expérimental des malheureux Indiens du Rio Grande. Ces sucres et ces graisses se trouvent dans les produits manufacturés, les plats préparés, les charcuteries et les conserves. Il faut donc les éviter dans toute la mesure du possible, même quand on n'a pas à perdre du poids. Faire la cuisine soi-même, avec des produits frais, prend plus de temps que de mettre un surgelé au micro ondes mais le tout est de savoir à quel prix, en argent et en effort, chacun estime sa santé.

Fait très inquiétant, l'obésité concerne de plus en plus les enfants et les adolescents. Il faut dire qu'on ne les aide pas particulièrement sur ce point. Des distributeurs de boissons sucrées, cola et jus de fruits, ainsi que les distributeurs de viennoiserie étaient, jusqu'à ces derniers temps, dans la plupart des collèges. C'est l'âge où l'adolescent est particulièrement vulnérable à la prise d'une habitude, alimentaire ou autre. Le ministre de la Santé estime que l'interdiction pure et simple, serait mauvaise (pour qui ?) et qu'il vaut mieux éduquer ! Quant aux établissements, ils déclarent, et on peut au moins admirer leur cynisme, que cela leur assure des bénéfices ! Autant mettre aussi des distributeurs de cigarettes et, pourquoi pas, de cannabis en expliquant aux enfants qu'il vaut mieux ne pas y toucher. Quant à la proposition du professeur Henri Joyeux, de remplacer tout cela par des "bars à fruits", on y réfléchira certainement un jour et d'ailleurs les rares expériences tentées ont été des échecs. Proposer des fruits à des enfants habitués à se gaver de sucreries sans leur donner aucune information ne pouvait pas aboutir à autre chose.

Le summum de l'aberration alimentaire est magnifiquement atteint dans les "*fast food*" qu'il serait plus juste d'appeler les "*fat food*" (littéralement : nourriture grasse).

Ces nourritures saturées de sucres cachés donnent une sensation de satiété rapide mais, induisant une hypoglycémie réactionnelle, la sensation de faim réapparaît bientôt. On n'a plus alors d'autre solution que de remanger. Voir à ce propos le téméraire qui, pour quelques bonnes poignées de dollars tout de même, a pris tous ses repas chez l'un d'entre eux pendant un mois. Il a grossi de treize kilos, ce qui, en quatre semaines est quand même un record, sans parler de son bilan lipidique qui est devenu alarmant. Sentant le vent tourner, le groupe modifie peu à peu sa politique et des salades sont maintenant au menu. Bien que le jour où on mangera diététique dans les *fast food* ne me semble pas encore vraiment programmé[55], il ne faut pas désespérer car, n'étant sensible qu'au chiffre d'affaire, le jour où le public refusera la nourriture toxique, le groupe s'adaptera sans plus d'état d'âme. Anne, ma sœur Anne, ne vois-tu rien venir ?

De plus, notre société est de plus en plus anxiogène. Il y a cent ans, le monde s'arrêtait aux villages voisins et ce qui se passait dans une vallée mettait plusieurs jours, voire plusieurs semaines, avant d'être connu dans la vallée voisine et quand cela était, l'évènement, heureux ou non, était passé. Aujourd'hui, chacun est concerné en temps réel par ce qui se passe à douze mille kilomètres de chez lui. Autre facteur nouveau et très déstabilisant, le travail a perdu la valeur de référence commune de celui qui croyait au ciel comme de celui qui n'y croyait pas car il n'est plus capable de protéger l'individu tout au long de sa vie. Il fut un temps où, quand on rentrait dans une entreprise, on était assuré d'y rester. De même celui qui fondait une société la transmettait un jour à ses enfants. Aujourd'hui chacun, ouvrier ou cadre, peut perdre son emploi d'un moment à l'autre sans aucunement être assuré d'en retrouver un autre. Ce vécu d'incertitude majeure est facteur d'un stress diffus dont nous ne nous rendons même pas compte car nous vivons "dedans". Il sollicite anormalement nos systèmes d'adaptation et notre alimentation ne nous apportant pas assez de précurseurs de neuro transmetteurs, en particulier d'un acide aminé : la tyrosine, précurseur de la sérotonine, nous ne pouvons plus faire face à ces surdoses chroniques d'éléments anxiogènes. Pour compenser ce manque d'acides aminés précurseurs, nous n'avons qu'une alternative : manger plus pour les uns, grignoter pour les autres, et grossir pour tout le monde.

Toutes ces causes : suralimentation, diminution de l'exercice physique, vie dans un cocon climatique, régimes yo-yo, stress et accidents de la vie, sont plus ou moins impliquées dans la constitution d'un surpoids et, fait important, donnent chacun des répartitions de tissu graisseux assez différents pour permettre une réponse thérapeutique adaptée à chaque cas (voir les travaux du docteur Jacques Moron et du docteur Bardon).

Dangereuse en elle-même, l'obésité s'associe souvent avec d'autres facteurs de risques, tel que le diabète "gras" ou/et l'hypertension. Associés à l'augmentation des triglycérides et la diminution des HDL, c'est le "Syndrome Métabolique" ou "Syndrome X". Les uns potentialisant les autres, c'est un facteur de surmortalité qu'il faut absolument combattre et la première chose à faire est alors de perdre du poids.

Mais perdre du poids peut être un exercice à hauts risques.

Une charmante dame, d'un âge déjà respectable, venait me voir à peu près deux fois par an pour une visite qui semblait plus de courtoisie que de médecine. Elle m'apportait en effet à chaque fois des gâteaux préparés avec un art pâtissier particulièrement consommé. Elle avait cependant un gros problème. Au propre comme au figuré : elle était en net surpoids, pour ne pas dire obèse.

Elle avait, bien sûr, déjà tenté divers régimes. Elle avait toujours repris le poids qu'elle avait perdu plus quelques centaines de grammes, voire un ou deux kilos à chaque tentative et le fait de ne plus pouvoir rentrer dans ses robes la désespérait. Nous avons fait de prudentes tentatives où elle perdait doucement du poids mais, probablement adepte d'Oscar Wilde, elle pouvait résister à tout sauf à la tentation et les délicieux mais pervers petits gâteaux reprenant droit de cité, elle reprenait doucement mais inexorablement du poids.

Arriva un jour où elle m'annonça qu'une de ses amies était suivie par une diététicienne et avait perdu une bonne douzaine de kilos sans trop de mal et rapidement. Verrais-je un inconvénient à ce qu'elle aille consulter cette diététicienne ? La demande était formulée avec tant de gentillesse que je ne pouvais pas refuser et, l'aurais-je fait qu'elle y serait certainement allée tant son désir de changer sa silhouette était important pour elle. Je lui demandais simplement qu'elle me tienne au courant du régime qu'elle aurait à suivre.

Elle revint quelques semaines plus tard, ayant visiblement perdu du poids et me parla de son régime. Il était beaucoup trop pauvre en acides gras polyinsaturés, oméga 3 surtout, et particulièrement en acides gras de fin de chaîne, EPA et DHA. J'insistais sur l'impérieuse nécessité de corriger ces carences. Elle n'avait pas non plus d'antioxydants. Elle me répondit poliment oui et s'en alla. Environ deux mois plus tard, elle me téléphona pour m'apprendre que, certes, elle se sentait un peu fatiguée, mais qu'elle était ravie de continuer à perdre du poids. Non, elle n'avait pas augmenté son apport en huile de colza ou de noix, ni en huile de chair de poisson des mers froides (où sont, précisément l'EPA et le DHA), mais elle partait se reposer dans la Drôme, chez sa fille, où elle ne manquerait pas d'assouplir son régime draconien. Trois semaines après, je recevais un coup de fil de son gendre : elle avait fait un épisode de confusion mentale si important, ne sachant plus où elle était et ne reconnaissant plus ses proches, qu'on avait dû l'hospitaliser en psychiatrie.

Les neurones sont entourés de gaines d'acides gras, le cerveau étant ainsi l'organe le plus gras après la graisse. Une restriction drastique d'apport en acides gras polyinsaturés, particulièrement d'acide linolénique (l'acide cervonique de Jean Michel Bourre) n'en permet plus le renouvellement. Ajouté au fait que l'amaigrissement entraine la relargue des toxiques liposolubles emmagasinés dans les cellules graisseuses, cette alimentation carencée avait endommagé suffisamment de neurones, chez une patiente déjà fragile car d'un âge certain, pour arriver à une catastrophe annoncée.

L'obésité n'est pas la simple surcharge de quelques kilos de graisse en trop qu'on porte sur le ventre et les cuisses comme le randonneur porte un sac à dos et qu'on peut poser à terre aussi facilement.

Elle résulte d'une altération profonde et stable du métabolisme.

Autrement dit, c'est une maladie.

C'est une maladie chronique.

C'est même la plus rebelle des maladies chroniques.

Et c'est ce qu'oublient systématiquement toutes celles et tous ceux qui veulent maigrir. Car, quoiqu'il arrive, nous nous stabilisons tous à un certain poids, certains sont plus grassouillets que les autres et personne n'y peut rien. Ce poids d'équilibre (le pondérostat) est d'autant plus fixé qu'il a été atteint il y a longtemps, qu'on avance en âge et qu'on a subi des variations de poids (yo-yo). Aussi, vouloir perdre, ne serait-ce que cinq kilos quand on est une jeune femme de trente à trente cinq ans qui a eu deux enfants et qu'on a un IMC un peu au dessous de 30, c'est-à-dire à la limite supérieure du surpoids, ce sera possible mais difficile à tenir sur le long terme si la perte de poids est faite n'importe comment. Quand à perdre douze kilos après cinquante ans, cela demande un grand doigté car, sans forcément mettre le pronostic vital en jeu, les bouleversements métaboliques peuvent être très néfastes pour l'organisme.

Aussi la perte de poids à long terme demande-t-elle la mise en branle d'une véritable stratégie de très longue haleine où les qualités de sincérité, de confiance et de connivence entre le patient et le thérapeute devront être exceptionnelles, les changements d'habitudes alimentaires, étant une des facettes, pas forcément la plus importante !

La perte de poids assure le quotidien de certains magazines qui sortent pratiquement à longueur d'année, avec des pics avant Noël ou au printemps, une kyrielle de régimes qui promettent monts et merveilles sur le poids idéal et la taille mannequin pour les prochaines vacances.

Or il faut quand même se rendre à l'évidence :

Plus un régime est "efficace" rapidement, plus il est inefficace à moyen terme et dangereux à long terme.

Si pratiquement tous les régimes semblent marcher le premier mois, 95 % des régimes sont des échecs sur cinq ans.

Corollaire douloureux mais lucide :

Le régime seul est la solution la plus inadaptée au problème de l'obésité.

De toutes façons, il est totalement irréaliste d'envisager un régime restrictif pour le restant de ses jours.

D'ailleurs, qu'est-ce que le poids normal, qu'est-ce que la surcharge pondérale et qu'est-ce que l'obésité ?

Le poids normal n'a guère besoin de critères, c'est une répartition harmonieuse entre les masses maigres, autrement dit les muscles, et les masses grasses. Il correspond pratiquement à la perception grecque de la beauté. Pour une taille, un âge et un sexe donnés, il varie avec la morphologie de l'individu. Et on considère que la masse grasse doit être inférieure à 25 % du poids total. C'est l'IMC ou Indice de Masse Corporelle (ou BMI : Body Mass Indice).

Le poids normal se situe avec un IMC entre 19 et 25

Au-dessus de 25, c'est le surpoids.

Au-dessus de 30, c'est l'obésité.

À noter qu'en dessous de 19 %, c'est la maigreur.

Le poids "normal" se situe donc dans une fourchette, ce n'est pas un chiffre précis pour une taille, un âge et un sexe donné et il y a d'incontestables différences de morphologie entre deux personnes dont l'une a un IMC de 19,5 et l'autre de 24,5. Pourtant toutes les deux ont un poids "normal", c'est leur poids d'équilibre et elles n'en changeront pas.

La valeur de l'IMC se calcule en divisant le poids (en kg) par la taille au carré (en m).

IMC = Poids/(Taille)^2

Par exemple, une personne pesant 72 kg pour une taille de 1,72 m aura un IMC de :

72/(1,72)^2 = 24,3

L'IMC se mesure aussi par les balances à impédance. Un faible courant électrique passe dans le corps et, les masses grasses présentant une plus grande résistance que les masses maigres (les muscles), on en déduit la proportion des deux.

C'est cependant le modeste mètre de couturière qui s'est avéré être le meilleur instrument quant au pronostic. Une étude, faite sur 7000 volontaires a montré que, dès que le tour de taille est supérieur à 95 cm chez l'homme et 88 chez la femme, il y a une augmentation significative de dyspnée d'effort, de diabète non insulino dépendant et d'accidents cardio-vasculaires : infarctus, accident vasculaire cérébral, hypertension artérielle, elle-même facteur d'insuffisance rénale (Lean. The Lancet. 1998). Car les complications de l'obésité sont lourdes (sans jeu de mot) sur la santé publique. Outre celles que nous venons de citer, il y a les pathologies articulaires et autres rhumatismes, les pathologies pancréatiques (pancréatite aiguë), les pathologies hépatiques (la grande obésité est une cause de stéatose hépatique, c'est-à-dire d'infiltration graisseuse du foie, avec lésions nécrotiques et inflammatoires comme l'a montré le docteur Harnois, hôpital Louis Mourier Colombes).

Les surcharges pondérales yo-yo, grande spécialité des multiples tentatives de régimes inadaptés sont un facteur de risque supplémentaire avec une mortalité augmentée par rapport à une surcharge stable.

À contrario, il suffit de perdre 5 % de son poids pour améliorer considérablement le pronostic évolutif. Il est donc plus logique car plus facile de ne pas essayer à tout prix de perdre en une seule fois et rapidement toute sa surcharge pour arriver à un poids "idéal" de toute façon inatteignable.

Il vaut mieux le faire en autant d'étapes que nécessaire, alternées de périodes de stabilisation. Ces périodes de repos sont indispensables car perdre du poids entraîne une véritable intoxication. Il est en effet plus facile pour l'organisme de stoker les toxiques dans la graisse que de les traiter pour les éliminer. D'autant que pratiquement 50 % d'entre nous ont un déficit en un gène de détoxication hépatique. Mais **quand on maigrit, les cellules adipeuses se vident de leur contenu et empoisonnent littéralement l'organisme**. Il faudra donc, non seulement en tenir compte dans le processus de perte de poids, mais aussi ménager des périodes de repos pendant lesquelles on va pouvoir refaire les réserves d'éléments vitaux qui, eux aussi, ont été perdus. C'est donc une **double cible à atteindre :**

– **perdre sa graisse**

– **et combler son déficit en micro-éléments, vitamines et minéraux.**

Comme chaque fois qu'on court deux lièvres à la fois, ce n'est pas particulièrement facile à réussir.

Perdre du poids, c'est divorcer de son ancienne vie et non pas seulement de ses anciennes habitudes alimentaires. Cela implique en particulier

Une activité physique régulière : la marche

C'est une des clés de voûte de tout programme de perte de poids. Et ceci pour plusieurs raisons : le sujet se prend en charge, il brûle des calories, il "booste" ses fonctions d'élimination, enfin il entretient sa force physique et sa masse musculaire.

Cette activité doit être une activité de fond et non un ou des efforts brefs et violents, c'est pourquoi la marche vient au premier rang. **Elle doit être régulière, trois quarts d'heure à une heure au moins trois fois par semaine**. Viennent ensuite l'aquagym (les obèses sont à l'aise dans l'eau) puis les exercices de type kinésithérapie, avec ou sans appareil. Chose capitale, ce doit être un effort d'endurance. Bien entendu, il sera progressif jusqu'à arriver à une marche de trois quarts d'heure à une heure, si possible trois fois par semaine. Elle se fera sur un terrain varié et à un rythme assez soutenu. Porter un sac à dos avec une bouteille d'un litre et demi dont on boira régulièrement trois à quatre gorgées toutes les dix minutes, sans attendre d'avoir soif (si possible avec le dispositif utilisé par les coureurs de fond qui permette de boire sans s'arrêter de marcher). Au fur et à mesure qu'on perd du poids, on le remplace par le même poids à porter. Ceci pour limiter au maximum la fonte musculaire. La marche doit être assez rapide pour permettre de transpirer, c'est la meilleure façon de se désintoxiquer, la transpiration étant plus efficace que l'élimination urinaire. La marche a une triple action et elle est fondamentale : en accélérant la circulation sanguine, elle irrigue les parties du corps peu vascularisées, elle détoxique ainsi les tissus tout en les oxygénant.

Il est cependant essentiel de marcher trois quarts d'heure à une heure d'affilée. Deux marches de vingt à vingt cinq à trente minutes matin et soir vous maintiendront en forme mais ne vous feront pas perdre de graisse car il faut plus de trente minutes pour épuiser le glycogène du muscle, autrement dit sa réserve en sucre. Ce n'est qu'après ce laps de temps que l'organisme est contraint de "taper" dans ses graisses de réserve.

Et cette marche doit se faire au moins trois fois par semaine. L'efficacité optimale est atteinte quand la fréquence cardiaque arrive aux deux tiers de la fréquence maximale pour votre âge. Celle-ci se calcule en soustrayant le chiffre de l'âge à 220. Par exemple, pour quelqu'un de trente deux ans :

220 – 32 = 188 puis 188 x (2/3) = 125

Donc 125 pulsations minutes doivent, si possible être atteintes, mais pas dépassées. Le cardio fréquencemètre qu'on trouve dans tous les magasins de sport est alors très pratique.

La respiration couplée à la marche est le meilleur moyen de s'oxygéner et de se désintoxiquer et, bien sûr, ceci est valable dans tous les cas et ne doit pas être réservé à la perte de poids. Il s'agit de synchroniser marche et respiration.

C'est un rythme à deux (inspiration-expiration), trois (inspiration-rétention d'air-expiration) ou quatre temps (inspiration-rétention d'air-expiration-apnée), pas évident à pratiquer au début.

On fait par une expiration forcée pour bien vider ses poumons et :

En deux temps :

Phase I : on commence à marcher en inspirant. Cette inspiration se fera sur deux ou trois pas, en respiration ventrale, comme si on voulait faire entrer l'air dans le ventre.

Phase II : on expire de façon passive (dans un "soupir") sur le même nombre de pas.

On recommence ensuite le temps I.

C'est par là qu'il faut commencer à s'entrainer. C'est aussi le rythme qu'on prendra, même si on maitrise les autres rythmes, à chaque effort : montée par ex.

En trois temps :

Phase I : idem.

Phase II : rétention d'air, si possible sur le même nombre de pas que la phase I.

Phase III : expiration.

En quatre temps :

On ajoute une quatrième phase d'apnée après la phase III précédente.

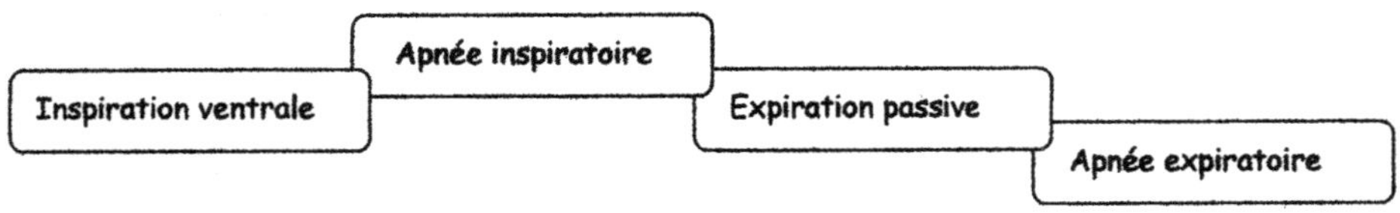

Mais une variante me semble plus intéressante car mieux maitrisable : l'expiration est deux fois plus longue et se fait en englobant le temps de l'apnée :

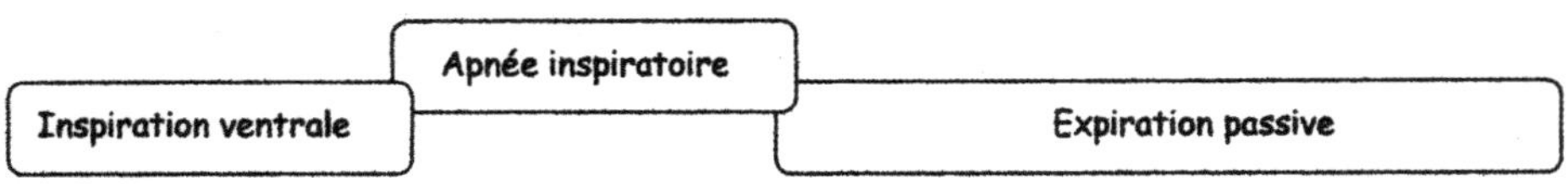

Dire que c'est facile à faire de but en blanc serait exagéré. Par exemple, il est souvent difficile d'expirer sur le même nombre de pas que les autres phases. Ca n'a pas d'importance si vous n'y arrivez pas au début. De même, les apnées inspiratoires et surtout expiratoires sont, elles aussi difficiles à réussir. Vous pouvez très bien sauter ces phases jusqu'à ce que vous possédiez le rythme de deux à trois pas en inspiration et deux ou trois en expiration. Si vous vous y attelez, cela viendra bien plus vite que vous ne le pensiez. Enfin, le rythme deux ou trois est un rythme moyen. Au début on n'arrive parfois qu'à inspirer et expirer sur un seul pas. De même en montée on réduit la fréquence et on adopte le rythme de deux/deux ou même un/un. Ensuite, avec l'habitude ou en descente par exemple, on allonge à trois, voire quatre à cinq. Seul vous guide alors le confort de la marche.

LE CHANGEMENT DE LA PROGRAMMATION ALIMENTAIRE

Pourquoi est-ce que je mange ? Question idiote ! Parce que j'ai faim.

Pas si sûr. Nous mangeons souvent pour compenser une carence ou une perte affective. Non seulement ceci ne comble ni cette carence ni cette perte, mais, au cours des années, cela nous fait prendre insidieusement un poids qu'on aura beaucoup de mal à perdre. Le cas exemplaire raconté par le Docteur Apfeldorfer dans son livre "*Kilos de plume, kilos de plomb*", est très significatif à cet égard. Il y décrit le difficile cheminement d'un patient qui a perdu un poids très important, aidé par une psychothérapie. Cependant, quelques années plus tard, cet homme avait repris son poids. Amaigri, c'est vraiment le cas de le dire, il se sentait mal dans sa peau. Il déclarait d'ailleurs que "sa graisse le protégeait". De quoi d'ailleurs ? De sa peur.

Cet homme n'avait jamais connu la sensation de faim de toute sa vie ! Durant son enfance et son adolescence, sa mère l'avait toujours nourri "préventivement", avant qu'il eut faim. Comme un gri gri ou une médaille miraculeuse, la prévention maternelle qui le protégeait de la faim le protégeait aussi des griffures de la vie. Il a gardé ce conditionnement et est forcément devenu obèse. C'est d'ailleurs pour cette raison qu'il ne faut pas prendre l'habitude de calmer systématiquement les nourrissons en leur donnant un biberon, quelles que soient les raisons de leurs pleurs. Sinon, ils associeront résolution de problèmes et nourriture. Ce n'est pas une raison non plus pour les laisser mourir de faim.

Je sais que c'est une lapalissade, mais il est important de manger quand on a faim, pas avant. Il faut donc se poser la question : est-ce que je mange par faim ou pour autre chose ? Et, si oui, pourquoi ? Parce que c'est l'heure ? Parce que je m'ennuie ? Et si oui, par quoi puis-je remplacer ma compensation alimentaire ? Qu'est ce qui fait que je ne m'aime et ne m'estime pas assez pour être incapable de m'en sortir tout seul ? Et de quel Brutus ai-je peur pour devoir m'entourer d'une garde de graisse comme César d'une garde prétorienne ? Une aide pour transcender les problèmes affectifs en activités créatrices et valorisantes est alors la bienvenue, ce type d'activités étant le moyen le plus efficace pour s'en sortir[56].

Il importe aussi de manger à des heures régulières, et, tout le monde le sait, ne pas grignoter entre les repas ou devant la télévision.

Cependant, dans les changements d'habitudes alimentaires, la plus importante est de **bien mâcher** ses aliments. Ceci permet plusieurs choses fondamentales. Et d'abord percevoir les qualités gustatives de l'aliment. Non seulement celles-ci participent au plaisir de manger, mais elles préparent tout le système digestif à accueillir ce qu'on mange. L'insalivation, elle aussi, commence la digestion des sucres et permet une meilleure digestion. Enfin, le fait de bien mâcher et de manger lentement procure une satiété plus rapide et plus longue dans le temps que si on mange vite. D'ailleurs, les obèses mangent en général plus vite que les gens minces. Il faut donc avaler quand ce que nous mâchons est devenu le plus fluide possible. Pour ça, **il faut se contraindre à doubler notre temps de mastication habituel**.

LA DÉTOXICATION ET L'OPTIMISATION NUTRITIONNELLE

Qu'est-ce que je peux bien manger ?

Car il vaut mieux se focaliser sur ce qu'on peut manger plutôt que sur ce qu'on doit éviter. Cependant, il faut bien entendu supprimer les sucres rapides : sucres, boissons sucrées, sodas, gâteaux, viennoiseries, glaces, pain et riz blanc, purée de pommes de terre et, dans un autre registre : plats cuisinés tout prêts et fast food, de même que graisses et fritures. Le lait est à éviter aussi car, comme nous l'avons vu, nous ne possédons pas l'équipement enzymatique nécessaire pour "casser" ses protéines et il déséquilibre notre écosystème intestinal.

Dans tous les cas, il faut manger une grande quantité de légumes, si possible frais, crus et cuits. Préférer aussi le poisson et même le poisson gras à la viande, surtout rouge qui, apportant de l'acide arachidonique, apportera non de l'eau mais du feu aux phénomènes inflammatoires éventuels. Le poisson gras, lui, apporte l'EPA et le DHA, acides de fin de course des oméga3 qui sont les véritables acides gras essentiels et ce, surtout s'il est cru : poisson à la tahitienne par exemple. Rappelons que, dans le cas de poisson consommé cru, quelques heures au congélateur détruiront les éventuels parasites.

Le fait de changer sa façon de manger, même en mieux, est une perturbation pour un système digestif habitué de longue date à de mauvaises habitudes alimentaires. En même temps qu'on aide le foie, il faut veiller à l'intégrité fonctionnelle de l'intestin. Pour cela, l'écosystème intestinal doit être normal. Cet écosystème est représenté par les bacilles "probiotiques" et il faut réensemencer le tube digestif avec ces microorganismes qui, bien entendu, doivent arriver vivants dans l'intestin, sans être digérés dans l'estomac. On doit aussi souvent jongler avec les "prébiotiques" qui, eux, assurent l'intendance des probiotiques en les nourrissant, en fixant et en favorisant l'élimination des graisses et du cholestérol et en luttant contre la constipation fréquente dans les cas de changement d'habitudes alimentaires. Quant à la phytothérapie, elle est très utile dans le soutien de la fonction de détoxification hépatique.

De plus, c'est quand on veut perdre du poids qu'il est particulièrement judicieux d'associer les aliments qui se digèreront ensemble le plus facilement.

Toute perte de poids est donc une auto intoxication. Les toxines lipophiles (solubles dans les graisses) que l'organisme, par simple économie de moyens et parce qu'il est plus facile de ne rien faire que de bosser, a négligemment laissées s'accumuler au cours des années, sont brutalement relarguées dans le milieu intérieur par les adipocytes (cellules graisseuses) qui se vident de leur contenu. L'arrivée soudaine et massive d'une grande quantité de déchets plus ou moins toxiques dépasse alors les capacités de traitement de l'organisme. **L'association des antioxydants et de l'activité physique représente alors une aide irremplaçable**.

Tout régime hypocalorique induit aussi, par la force des choses, des carences en vitamines, minéraux et oligoéléments. Si on ne fait rien, quand on reviendra à une alimentation plus normale, l'organisme n'aura d'autre choix que de manger suffisamment jusqu'à la compensation de ses carences. Vous aurez donc une faim de loup à laquelle il sera impossible de résister. L'apport de vitamines, minéraux et oligoéléments est donc très importante, d'autant que, contrairement à ce que certains croient, les vitamines ne font pas prendre un gramme.

Dernier élément à prendre en compte (rappelez-vous la charmante vielle dame au régime sans graisse), les acides gras polyinsaturés avec l'huile de colza, de noix ou de chanvre, mais surtout avec de l'EPA et du DHA tirés de l'huile de chair de poissons des mers froides.

Le plus important dans la démarche de perte de poids est d'être suivi par un thérapeute expérimenté et ce, non seulement au début, mais aussi sur de long terme.

Car, comme on est alcoolique "toute sa vie", même si on ne boit plus depuis longtemps, "on est gros toute sa vie", même si on a perdu du poids !

Le thérapeute devra effectivement maîtriser la psychologie, la nutrition, la micronutrition et l'endocrinologie car elle est parfois en cause.

LES AIDES MICRONUTRITIONNELLES

Contrairement aux publicités qu'on voit souvent, les substances "mange graisses" qui sont sensées brûler les graisses à notre place n'existent pas, ce terme est littéralement mensonger. Le seul brûle-graisse dont nous disposions, c'est notre propre catabolisme, autrement dit nos dépenses énergétiques, d'où l'importance de l'activité physique de fond dont nous venons de parler.

Pour autant, quelques aides ne sont pas négligeables. Et d'abord **le soutien de la physiologie thyroïdienne avec des produits riches en iode** : fruits et poissons de mer. De même avec les algues à ajouter à la salade par exemple ou, si vous avez la chance de faire un séjour en thalasso, faire des enveloppements d'algues. Est-il utile de dire que les hormones thyroïdiennes, très à la mode il y a quelques années où on les trouvait associées à des diurétiques et des coupe-faim dans des préparations magistrales, sont totalement à proscrire.

Tout le monde a aussi entendu parler de la carnitine. Elle aide au transport des acides gras et à leur passage à travers la membrane de la mitochondrie où elles pourront être métabolisées et ce n'est déjà pas si mal. Il est cependant bien entendu que si on ne fait rien de plus, les graisses se redéposeront gentiment dans les adipocytes. Donc à associer obligatoirement à ce qui va "booster" leur métabolisme et donc leur élimination : la marche d'endurance et la correction alimentaire.

Un autre produit, moins connu celui-là, est l'acide alpha lipoique. Son action a d'abord été mise en évidence par les vétérinaires ! Il présente la curieuse propriété de faire perdre de la graisse et gagner du muscle. À noter que la combinaison des deux ne fait pas perdre de poids sur la balance, mais tend à normaliser l'IMC, ce qui est le plus important. De plus, l'action lipolytique est prédominante sur la graisse abdominale qui est la plus dangereuse au point de vue cardio-vasculaire.

En cas de glycémie en limite haute et de prédiabète, le soutien du pancréas est important avec des éléments comme le chrome et le zinc qui entrent dans la composition du facteur de tolérance au glucose ; de même que l'association Zinc-Nickel-Cobalt en oligoéléments.

SACHETS HYPERPROTÉINÉS : TO EAT OR NOT TO EAT ?

Il est difficile de clore le chapitre de la perte de poids en passant sous silence le sujet très polémique des diètes hyper protéinées et des sachets protéinés car, comme tout ce qui touche à la culture d'une société et donc à son alimentation, c'est plus d'affectivité que d'objectivité qu'il s'agit. En fait, elles recouvrent deux entités très différentes.

Les diètes hyperprotéinées strictes ont fait florès pendant un temps où leur formidable efficacité immédiate les a fait passer au premier plan. Elles consistent à ne manger que des sachets de protéines et des légumes. N'ayant plus de sucre pour lui fournir l'énergie dont il a un besoin vital, l'organisme est contraint de la fabriquer à partir de ses réserves de graisses et de ses protéines. Il se met ainsi en un état dit de cétose en deux à trois jours. C'est en fait une situation de survie. Faites sans contrôle, les diètes hyperprotéinées ont provoqué des morts brutales par arrêt cardiaque. Effectivement, elles entraînent une fuite considérable de sels minéraux dont le potassium, indispensable à la contractilité cardiaque. De plus, elles fatiguent considérablement le rein.

On ne peut en aucune façon les considérer comme un moyen habituel de maigrir. Leur seule indication actuelle est l'impérieuse nécessité de perdre rapidement du poids, avant une opération vitale, greffe cardiaque par exemple. Inutile de dire qu'elles se font alors en milieu médicalisé et, même là, les accidents sont possibles. **Il est donc absolument exclu de les pratiquer tout seul**.

Là où la méthode, ou plutôt une partie de la méthode, reste d'actualité est le cas où on remplace les protéines animales par des sachets protéinés et ce, à un seul repas par jour. Pourquoi ? Parce que, quand on mange un steak, on ne mange pas que des protéines, on absorbe aussi les toxines contenues dans la chair de l'animal, d'autant que celui-ci, conduit à l'abattoir, est dans un état de stress considérable et ce sont notre foie et nos reins qui vont devoir accomplir le travail supplémentaire de cette détoxication qui s'ajoute à la détoxication due à notre perte de poids. C'est pour ça d'ailleurs que les régimes type Atkins qui sont à base de protéines animales sont aussi dangereux qu'efficaces. Ne contenant que des acides aminés, les sachets protéinés n'ont pas cet inconvénient. Encore faut-il qu'ils contiennent tous les acides aminés essentiels et dans des proportions "idéales" où aucun facteur limitant ne vient diminuer leur absorption. Enfin ces **acides aminés devront avoir un indice chimique supérieur ou égal à cent**. L'indice chimique est rarement indiqué sur les boîtes. Ne prenez que des sachets dont vous êtes sûr de la valeur de cet indice. Bien entendu, et c'est capital, **ne prenez les sachets qu'à un repas par jour**. Ne les prenez pas seuls, ils remplacent les protéines animales et **doivent être accompagnés de légumes**. **L'autre repas sera végétarien**. En cas de coupe faim, vers 16 heures, une barre protéinée est aussi envisageable ou une tranche de pain complet avec une pomme, des framboises ou fraises selon la saison.

Même dans ce cas où on en prend qu'un repas par jour avec des protéines en sachet, je vous déconseille de le faire sans suivi médical.

Attention enfin aux pièges des régimes miracles type "perdez trois kilos en trois jours". Je vais probablement perdre beaucoup de ma crédibilité en vous racontant cette anecdote mais, adolescente, ma fille a passé un week-end au ski avec deux amies. Ces jeunes filles, de poids tout à fait normal, mais ne voulant pas grossir tout en ne mangeant que ce dont elles raffolaient, n'avaient rien trouvé de mieux que de ne manger que des marrons glacés. Mais seulement un marron matin midi et soir ! En skiant et avec trois marrons glacés par jour, elles avaient même perdu du poids. Elles ont cependant estimé prudent de ne pas se vanter de cet exploit qu'elles n'ont avoué que des années plus tard, manquant de peu l'inscription dans le livre des records de l'inconscience de l'adolescence mais prouvant que toute restriction alimentaire drastique fait effectivement perdre trois kilos en trois jours. Mais ce n'est pas de la graisse qu'on élimine aussi rapidement, c'est de l'eau. Vous ne faites que vous déshydrater puis, l'organisme ne tolérant pas cet état de fait, vous reprenez tranquillement vos trois kilos. Un fabriquant avait été condamné pour publicité mensongère il y a quelques années. Il avait cependant fait fortune avant l'été. Après s'être fait oublier pendant un temps, ces pratiques refont surface un peu partout dans les publicités attrape gogos, les parapharmacies et même les pharmacies !

LE BALLON GASTRIQUE

Il représente une aide incontestable aux obésités rebelles qui handicapent la vie des individus, voire qui la mettent en danger. Il consiste, comme son nom l'indique, à introduire un ballon qu'on gonfle ensuite dans l'estomac. La technique est actuellement bien codifiée et le ballon peut être laissé en place six mois au maximum. Au-delà, les risques de lésion de la muqueuse gastrique ne permettent pas de la garder en place. Ce laps de temps sera surtout mis à profit pour changer ses habitudes alimentaires et pour mettre en place d'autres moyens de compensation que la prise d'aliments. C'est dire que le suivi médical, nutritionnel, psychologique et affectif est fondamental.

L'ANNEAU GASTRIQUE

Réservé aux très grandes obésités, où le pronostic vital est directement en jeu, la pose d'un anneau gastrique peut aider dans les cas désespérants, voire désespérés. Il s'agit d'une intervention difficile, avec une mortalité non négligeable. Certains patients supportant mal l'anneau, les résultats ne sont pas toujours à la hauteur des espérances. C'est dire que la décision, la prise en charge et le suivi demandent une équipe pluridisciplinaire parfaitement rodée.

L'OBÉSITÉ DE L'ENFANT ET DE L'ADOLESCENT

Véritable phénomène de société, l'obésité concerne de plus en plus d'enfants et d'adolescents. Aux États-Unis où tout a commencé il y a trente à quarante ans, 40 % des adultes mais surtout 30 % des enfants sont en surpoids ou obèses. Pris tout d'abord comme un signe visible de prospérité, le drame, car s'en est un, ne cesse de s'amplifier. Même dans les pays émergents, comme la Chine, le Vietnam ou l'Inde, "l'épidémie" se répand à une vitesse effroyable, à la suite de la cataclysmique implantation de "l'*american way of lie*"[57] concernant l'alimentation. Les *fast food* et les supermarchés occidentaux envahissent le territoire et ces populations à la sagesse alimentaire millénaire se précipitent sur le miroir aux alouettes qui va leur causer de très lourds dommages. En France le processus est largement en marche. Bien que le phénomène n'induise pas la même peur panique, à terme, pour la santé publique, la facture sera plus importante que l'effroyable épidémie de sida en argent, morbidité et mortalité directe et indirecte dans les pays où les jeunes sont touchés.

Or, comme, dans l'immense majorité des cas, il n'y a pas d'enfant fou, mais seulement des milieux qui les rendent fous, il n'y a, la plupart du temps, que l'environnement socio économique et culturel au premier rang duquel se rangent les habitudes alimentaires familiales qui rendent les enfants obèses.

Si la courbe de croissance est le reflet de la santé du bébé, la courbe de poids de l'enfant est fondamentale à surveiller. Par rapport à sa taille, l'enfant commence à perdre du poids après un an (quand il commence à marcher) et le "rebond d'adiposité" ne se fera qu'après l'âge de sept ans. Tout rebond avant cet âge est facteur d'obésité à l'âge adulte, même si il est suivi d'un retour à la norme dans l'adolescence. Et les "chances" (très relatives) d'obésité sont d'autant plus grandes que le rebond est précoce.

Or il est, en théorie du moins, facile de faire perdre le surpoids d'un enfant quand il est pris au début. Il n'est pas nécessaire de le faire maigrir, il suffit de maîtriser sa prise de poids et, durant la croissance, il rattrapera un poids normal.

L'adhésion et donc une réelle compréhension des parents est indispensable.

On ne peut l'exiger d'un enfant, de surcroît victime de son entourage. Mais il fera tous les efforts nécessaires si ses parents le soutiennent.

Exemple ce petit bibendum flanqué de ses parents qui "se portaient bien" comme on dit dans le midi. À neuf ans, il était à la limite entre le surpoids et l'obésité. J'ai expliqué l'activité physique : aller et revenir à pied à l'école était-il envisageable ? Monter les escaliers à pied (au deuxième étage), faire régulièrement du sport. J'ai insisté sur la diététique : quelle suppression alimentaire pouvait on envisager ? J'ai proposé un calendrier de suivi, envisagé comment s'y tenir et comment le modifier éventuellement. Bref, j'ai pris le temps d'expliquer. Les parents avaient-ils tout compris ? Étaient-ils d'accord pour aider leur enfant à perdre du poids ? Oui, ils avaient tout compris, oui ils étaient d'accord pour être partie prenante dans la démarche de leur enfant. À la fin de la consultation, quand j'écrivais toutes ces recommandations, la mère ouvre son sac, déplie un papier et en sort deux pains au chocolat et un pack individuel d'une boisson chocolatée qu'elle tend d'autorité au malheureux gamin qui ne demandait rien. Devant ma mine quelque peu ahurie, elle me dit : "mais, Docteur, il est quatre heures".

La seule boisson de l'enfant devrait être l'eau et ses seules sources de sucre, les fruits. Quant aux boissons sucrées et aux viennoiseries, elles devraient être exceptionnelles.

Une chose fondamentale à savoir est que :

– **les deux courbes de poids et de taille d'un enfant doivent évoluer en parallèle**.

Si la courbe de poids se dissocie et se met à augmenter plus vite que la courbe de taille, il y a un problème qu'il faut régler dans les plus brefs délais. D'autant que ce signal d'alarme sera parlant avant de devenir évident à l'œil. Il peut d'ailleurs s'agir d'une anomalie grave et la consultation chez le pédiatre-endocrinologue s'impose.

Attention, ne confondez pas ces deux courbes qui, bien que devant évoluer parallèlement, sont parfaitement distinctes, avec la courbe très particulière, en "tremplin de ski" de l'IMC (Indice de Masse Corporelle c'est-à-dire poids/taille) qui monte pendant la première année, redescend jusque vers six ans et demi puis remonte ensuite).

CINQUIÈME PARTIE
PRATIQUE DE LA NUTRITION
ET DE LA MICRONUTRITION

CHAPITRE 1
LES RÈGLES COMPORTEMENTALES DE L'ALIMENTATION

Ce serait une excellente chose que de revenir à une sorte de juste milieu alimentaire et tous ceux qui se sont intéressés à la nutrition ont proposé leur schéma. Celui qui a la côte actuellement se présente sous forme de la "pyramide alimentaire", sorte d'auberge égyptienne que chacun construit à sa façon et dont, mea culpa, j'ignore quel en fut le talentueux inventeur. Car son indéniable avantage est d'être très parlant.

Chaque nutritionniste a fait sa propre pyramide, plus ou moins personnelle et nous n'échapperons pas à cette égyptomanie nutritionnelle où chacun devra savoir que, du haut de cette pyramide, quarante siècles de nutrition contemplent.

La Pyramide Alimentaire

EPICES
CONDIMENTS
SEL, AROMATES

HUILES VEGETALES, BEURRE, MARGARINES
(*ACIDES GRAS ESSENTIELS, MONO INSATURES ET SATURES*)

POISSONS, ŒUFS, VIANDES, FROMAGES
(PROTEINES, ACIDES AMINES ESSENTIELS, FER HEMINIQUE, ACIDES GRAS SATURES, CHOLESTEROL)

CEREALES (RIZ, BLE), LEGUMES SECS (LENTILLES, POIS CHICHES, HARICOTS SECS
(SUCRES LENTS ET RAPIDES, PROTEINES , FER NON HEMINIQUE FIBRES, VITAMINES)

FRUITS & LÉGUMES
(EAU, VITAMINES, ANTIOXYDANTS, MINERAUX, SUCRES, FIBRES)

BOISSONS: EAU, VIN, JUS DE FRUITS, THÉ, CAFÉ, ETC.
(EAU, VITAMINES , ANTIOXYDANTS , SUCRES , FIBRES)

Ceci n'est qu'un schéma, mais il montre cependant la place majeure que devraient avoir les fruits et les légumes dans notre alimentation. Ils apportent une eau particulièrement "vivante", des vitamines hydrosolubles comme les vitamines du groupe B, et d'autres qui sont à la fois vitamines et antioxydants comme la vitamine C.

Toujours dans les antioxydants, il y a aussi :

– les caroténoïdes (responsables de la couleur jaune orangée),

– le lycopène (responsable de la couleur rouge des tomates par exemple),

– le resvératrol et les polyphénols du raisin,

– la proanthocyanidine des pépins de raisin

– l'épigallocatéchine du thé vert.

Il y a enfin des fibres, essentielles à l'écologie du milieu intestinal, à la nourriture de la flore intestinale, à la protection de la muqueuse et à l'élimination des déchets qu'elles entraînent avec elles.

Mangez des crudités, ne serait-ce qu'une salade, à tous les repas sans exception en privilégiant, dans toute la mesure du possible, les légumes "du jardin", c'est-à-dire de saison et de plein champ.

Pour dire quelques mots de ce qui est plus un fruit qu'un légume, pensez l'été au délicieux gaspacho, préparation de tomates très soigneusement écrasées et servie frappée avec de l'huile d'olive, de légers croûtons de pain grillés, du sel, du poivre et des aromates. La sensation de fraîcheur fait fondre la rudesse d'une journée de canicule et, outre l'excellence gustative, vous aurez l'excellence en terme de santé car les tomates contiennent du lycopène, un antioxydant majeur et la meilleure façon d'en profiter est précisément d'écraser le fruit pour faire éclater les membranes cellulaires. Aussi étrange que ça paraisse, vous absorberez plus de lycopène en mangeant un gaspacho qu'une salade de tomates. Pour accentuer encore la sensation de fraîcheur, ne pas oublier d'ajouter quelques feuilles de menthe.

Privilégiez aussi, quand c'est la pleine saison, les légumes frais comme tomates, radis, artichauts, choux fleurs, céleri, à consommer crus avec une délicieuse anchoïade (malheureusement souvent trop salée), de l'huile d'olive et du jus de citron ou du vinaigre balsamique.

Rappelons, à cette occasion, l'importance vitale des corps gras dans notre alimentation et, principalement des huiles végétales (colza et noix surtout) qui sont les seules à contenir les deux acides gras essentiels : l'acide linoléique et l'acide alpha linolénique. En pratique :

Les meilleures associations pour les huiles d'assaisonnement sont 50 % olive et 50 % colza ou 50 % olive et 50 % noix ou même, un tiers olive, un tiers colza, un tiers noix.

Il faut des huiles vierges extra, Première Pression à Froid et, si possible, de culture biologique.

Enfin, les acides gras polyinsaturés étant très sensibles à l'oxydation par l'air, la lumière et la chaleur, **ces huiles doivent être conservées au réfrigérateur et sont, par là même, interdites de cuisson**, ce qui n'est pas le cas de l'huile d'olive, dont l'acide oléique (qui est monoinsaturé, c'est-à-dire qui n'a qu'une double liaison) supporte la cuisson. Avec une limite : une huile qui fume est oxydée et donc toxique.

Il y a cependant encore mieux que l'huile de colza ou de noix, c'est **l'huile de chanvre** ! Certains seront déçus, elle ne les fera pas "voyager". Mais elle a une proportion idéale d'oméga 3 et 6. On la trouve en France, tout à fait légalement bien sûr, mais on ne peut pas dire qu'elle soit dans tous les magasins diététiques. Quant à l'huile de lin, elle est interdite chez nous, tout au moins pour la consommation, mais nos amis suisses et allemands en produisent. Attention cependant, on ne peut pas la considérer comme une huile de consommation courante, son exceptionnelle richesse en oméga 3 en faisant une huile véritablement thérapeutique et non alimentaire.

Les céréales et les légumes secs viennent tout de suite après les fruits et les légumes. Elles aussi apportent beaucoup de fibres et des sucres qui, se relarguant lentement dans la circulation générale, évitent les variations brusques de la glycémie que notre cerveau craint par-dessus tout. Car il apprécie le calme et la volupté d'un apport constant de glucose. Il faut à ce tyran presque l'équivalent d'un morceau de sucre par heure, ceci nuit et jour et pendant toute sa vie dont d'ailleurs la nôtre dépend. Une petite hypoglycémie et c'est le coup de pompe, les jambes molles et le malaise en filigrane. Une grave hypoglycémie, c'est la souffrance cérébrale puis les lésions irrattrapables de l'encéphale. En moins de cinq minutes, voyageur sans bagages, notre ticket est validé pour un bon bout d'éternité.

Les hyperglycémies ne donnent pas de sensations physiques particulières et, par conséquent, nous ne nous en apercevons pas. Elles en sont d'autant plus graves dans leurs conséquences à long terme qu'elles induisent des phénomènes d'oxydation toxiques pour nos cellules, particulièrement celles des micro-vaisseaux. C'est pourquoi le diabète "gras" où les sujets se promènent sans trouble apparent et pendant des années avec des glycémies anormalement élevées, est un grand pourvoyeur de cécité et de néphropathies dans les sociétés occidentales.

Rappelez-vous que, si les céréales sont pauvres en lysine (un acide aminé essentiel) et riches en méthionine, les légumes secs présentent la caractéristique inverse. Leur association offre ainsi un apport protéique tout à fait correct. Les sociétés traditionnelles le savaient de mémoire d'ancêtre : blé et pois chiche pour le couscous en Afrique du Nord, tortillas (maïs) et haricots rouges au Mexique, riz et lentilles en Inde. Avec quelques légumes, cette alimentation frugale a quand même permis à des sociétés aux ressources minimes de traverser quelques millénaires.

Ensuite viennent les protéines animales : poisson, viande et œuf. C'est d'ailleurs l'œuf qui avait été choisi comme référence pour le rapport optimal entre ses acides aminés, rapport qui les rendent particulièrement assimilables. À ce titre, on lui avait attribué l'indice chimique de cent.

Elles ont une meilleure biodisponibilité que les protéines végétales. Nos protéines se renouvellent à chaque instant pour fabriquer nos cellules, nos hormones, nos neurotransmetteurs et il est plus facile de renouveler un stock protéique avec de la viande ou du poisson qu'avec des céréales et des légumes secs. C'est pourquoi les athlètes sont rarement végétariens et, quand c'est le cas, leur apport en acides aminés et le rapport entre eux est parfaitement contrôlé, chose qui est difficile pour le végétarien “moyen”.

Essayez de manger cru chaque fois que vous le pouvez, par exemple en carpaccio ou à la tahitienne, en faisant mariner poisson ou viande coupés en fines tranches dans du jus de citron et de l'huile d'olive. Là aussi faites des feux d'artifice pour votre palais en dosant finement épices diverses et aromates. Il est ici essentiel d'avoir d'excellents produits à sa disposition et, pour ce qui est des poissons, un séjour de quelques heures au congélateur tuera les éventuels parasites sans altérer leur saveur.

Si vous aimez les steaks tartares, préparez-les de la même façon avec jus de citron, huile d'olive et de colza, sel et aromates en évitant le dramatique ketchup, bien trop sucré.

Pour la cuisson, essayez celle à la vapeur sans pression. Le couscoussier est fait sur ce principe et divers appareils existent dans le commerce. C'est la façon traditionnelle de cuisiner en Orient et c'est celle qui préserve le mieux l'aliment. Quant aux fritures, si vous y tenez vraiment, vous pouvez les faire en trempant l'aliment quelques secondes dans l'huile très chaude après l'avoir cuit à la vapeur. Il aura un goût de frit mais ne sera pas complètement imprégné d'huile. Si vous voulez faire une petite expérience, faites un jour cuire un poulet à la vapeur puis passez-le au four pour le dorer en fin de cuisson. N'oubliez pas de jeter un œil à l'eau de cuisson, vous verrez qu'elle a retenu le gras et son odeur ne vous engagera pas à la goûter. C'est pourtant ce que vous auriez fait si le poulet avait été cuit normalement au four.

Pour ce qui est des pâtes, mangez-les “al dente”, comme en Italie et non très cuites comme en Europe de l'Est. Aussi paradoxal que ça paraisse, la cuisson a une incidence très nette sur la qualité des sucres délivrés. Effectivement, ce mode de cuisson a minima ne casse pas toutes les liaisons de l'amidon et les sucres qui sont ainsi délivrés n'ont pas d'indice glycémique trop élevé. Autrement dit, ce ne sont pas des sucres “rapides”. Il en est de même pour le riz qu'on a intérêt à manger détaché et non collé.

La façon la plus saine de consommer les œufs est de les préparer à la coque. Souvenez-vous que, cru, le blanc n'est pas digérable.

Pour les cuissons à la poêle, utilisez des appareils à revêtement non adhérent sur lequel vous passerez un chiffon imbibé d'huile d'olive ou de très peu de beurre, de façon à laisser un microscopique film de matière grasse.

Contrairement à ce que croit un Français sur deux, le beurre n'est constitué que de lipides. Sa consommation est loin d'être interdite, mais il faut s'entendre sur les quantités : vingt grammes par jour au maximum, soit une plaquette hôtelière. Mais faire toute la cuisine au beurre n'est pas la meilleure des options, il y a dans le nord de l'Europe deux fois plus d'infarctus que dans le sud. Quant au beurre allégé, il apporte environ 50 % de lipides en moins.

Les margarines sont des corps gras stabilisés par hydrogénation qui présentent moins d'intérêt depuis la diffusion des glacières puis des réfrigérateurs. Cependant, avec la folie cholestérol sont apparues des margarines à prétention quasi thérapeutique et à effet hypocholestérolémiant modeste mais réel[58]. De plus, elles ont leur place chaque fois que les laitages sont contre indiqués. Par contre, dans ce type de margarines, il en est de non hydrogénées. C'est celles-là qu'il faut privilégier. Elles ne présentent cependant aucun intérêt si le bilan lipidique est normal car leur effet n'est pas préventif.

Quant à l'agencement des repas eux-mêmes, il faut se souvenir de grand père Cro-Magnon et de cousin Neandertal : nous sommes des chasseurs cueilleurs. Par son histoire, son anatomie et sa physiologie, l'homme est incontestablement omnivore. Mais ce n'est pas parce qu'il est omnivore qu'il a la possibilité de manger de tout en même temps. Les premières recherches sur la nutrition avaient permis de mesurer l'énergie dont nous avons besoin pour vivre dans différentes conditions : enfant, adolescent, adulte, travail modéré ou intense, etc. Cette énergie se compte en calories. L'homme est assimilé à une machine thermique. Ce n'est pas faux, mais ce n'est pas juste non plus, le vivant est bien plus complexe. Car il faut d'abord digérer les aliments puis assimiler les nutriments avant d'en tirer la substantifique moelle, c'est-à-dire leur énergie et les matériaux de construction qu'ils contiennent. Cette digestion doit s'effectuer dans des conditions drastiques de température, celle du corps humain, et de pH selon les différents niveaux du tube digestif. De la bouche au colon en passant par l'estomac et le grêle, le pH varie dans d'énormes proportions et ce qui peut être digéré en milieu acide ne peut l'être en milieu alcalin et inversement. On comprend aisément **qu'associer des aliments qui demandent des conditions de pH très différentes pour être dégradés par nos enzymes est plus difficilement digérable qu'associer des aliments qui demandent les mêmes conditions**. Bizarrement, ces faits, maintenant établis depuis longtemps sont superbement ignorés du corps médical en général et des nutritionnistes en particulier. Sur ce point, nous en sommes restés au seul comptage des calories, c'est-à-dire au milieu du XIXe siècle.

Ceci vient du poids des traditions culinaires ancestrales et donc vénérables qui en ont acquis un côté tabou. Ca se comprend d'ailleurs fort bien, vu le caractère éminemment vital de l'alimentation. Vu aussi l'autosatisfaction française qui s'est de tout temps décernée le titre de meilleure cuisine du monde. Aussi tout ce qui ressemble à un soupçon de critique est-il perçu comme un sacrilège.

Pourtant rien ne nous dispense automatiquement de réfléchir ni de tenir compte des connaissances scientifiques au fur et à mesure de leur apparition. On pourrait donc proposer que ceux qui digèrent des briques mangent ce qu'ils veulent et comme ils le veulent. Mais nous n'avons pas tous les mêmes capacités digestives et ceux qui ont quelques problèmes, soit de digestion, soit de santé, se trouveront bien de tenir compte des associations alimentaires compatibles ou peu compatibles entre elles.

Il semble donc assez logique d'alterner protéines animales et végétales (ou repas type "végétarien"), en sachant qu'on admet généralement que l'équilibre optimal entre les différents aliments est (à 2 % en plus ou en moins pour chaque poste) de 15 % de protéines (animales ou végétales), 15 % de glucides simples, 40 % de lipides complexes, 10 % de graisses saturées et 20 % d'insaturées. Mais ce tableau est sujet à adaptation pour tenir compte de l'activité physique. Par exemple, 15 % de glucides simples est déjà trop pour le citadin et pas assez pour le bûcheron. Dans la pratique cependant, ces chiffres n'ont guère d'intérêt. Personne ne peut compter les pourcentages des différents postes, par contre chacun peut avoir une vision globale et assez juste de son alimentation.

Ainsi peut-on s'inspirer du schéma général suivant :

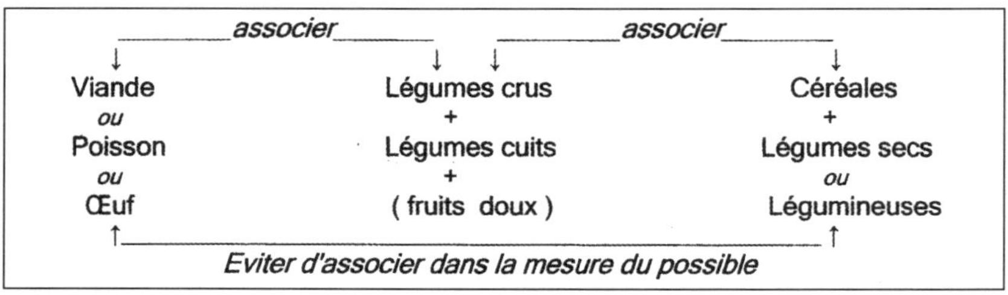

Ceci est un schéma pour montrer une tendance, ce n'est pas parole d'évangile. Pour ce qui est des incompatibilités relatives, cela indique qu'il vaut mieux privilégier une des deux colonnes sur l'autre. Par exemple, si vous mangez de la viande ou du poisson, prenez peu de pâtes ou de riz et si vous mangez un plat de riz ou de pâtes, prenez peu de protéines animales. C'est ce qu'on fait quand on mange une "pastacciuta" traditionnelle : plat de pâtes avec sauce tomates et menus morceaux de viande. Idem pour le couscous, mais sans ou avec très peu de viande. Quant au fromage, on peut en manger en petite quantité (car, du fait de sa fabrication, il est "prédigéré") et à un seul repas.

On pourra donc manger deux à trois fois par semaine de la viande, du poisson ou des œufs. Le plus gras des poissons étant moins gras que la moins grasse des viandes, ne pas oublier les poissons gras : hareng, sardine, saumon qui contiennent les indispensables oméga 3. Les autres repas seront avec des céréales associées aux légumineuses ou aux légumes secs. Sans oublier, "bis repetita placent", crudités et plat de légumes à tous les repas.

Le fromage est actuellement devenu une gourmandise : il est si bon que sa consommation a plus que doublé en quarante ans et, en moyenne, nous en consommons trop car il est très salé et très chargé en acides gras saturés. Mais chacun peut objectivement jauger sa consommation. Préférer les fromages de chèvre et de brebis dont les molécules, plus petites que celles du lait de vache, sont plus facilement digérables, surtout sous leurs formes de yaourt ou de caillé.

À ce propos, rappelez-vous d'ailleurs que l'ajout de sel dans les plats n'est pas indispensable, la quantité contenue dans les aliments couvrant nos besoins quotidiens. Essayez alors de saler le moins possible. Éventuellement même, remplacez le sel de table traditionnel par du sel de potassium mêlé à des herbes de Provence ou mélangez sel de table et sel de potassium, vous absorberez moins de sodium. Si vous avez l'habitude de boire de l'eau minérale ou si, comme dans certains coins de Bretagne vous êtes obligé d'en boire, choisissez l'eau la moins chargée en sodium (Na).

Est-il vraiment utile d'insister sur la consommation de plusieurs fruits par jour ? La diététique moderne est fière comme Artaban d'avoir fait une découverte que toutes les grand-mères connaissaient depuis toujours sans avoir eu besoin d'émarger à bac plus douze, voir à ce sujet les dictons populaires comme "manger salade, jamais malade" ou "les fruits de ton jardin éloignent le médecin".

Si les fruits doux peuvent être pris au cours des repas végétariens (de céréales et de légumes secs), les fruits franchement acides doivent être mangés loin des repas (ou simplement avec des légumes) pour de simples questions de digestibilité.

Terminons par ce par quoi on aurait peut-être dû commencer car c'est le plus important : quoique vous mangiez, dégustez-le et pour ça mangez le lentement. Il faut, dit-on, tourner sept fois sa langue dans sa bouche avant de parler, mais combien de fois faut-il le faire à chaque bouchée ? **Il faudrait avaler les aliments quand ils ont été suffisamment mâchés et réduits en une bouillie très fluide**. L'insalivation de l'aliment est importante car l'action enzymatique et donc la digestion commence dans la bouche. De plus, le fait de mastiquer exalte la saveur de ce que nous mangeons et, non seulement celle-ci représente tout l'aspect qualitatif de l'aliment, mais c'est justement cet aspect qui va informer l'organisme sur la composition de notre repas. Tout le tube digestif aura ainsi le temps de préparer ses différentes sécrétions enzymatiques. L'aliment jouera pleinement son rôle nutritif, nous mangerons moins mais nous digèrerons mieux et l'absorption sera optimale.

Une habitude traditionnelle est aussi à garder, c'est de prendre les repas à heures régulières et de ne rien grignoter en dehors des repas. C'est ce curieux laisser-aller qui est une des causes de l'effrayante "épidémie" d'obésité des nord-Américains. Ne forcez pas un enfant à finir son assiette s'il n'a plus faim, c'est le meilleur moyen de rentrer dans un conflit familial larvé et permanent où les non dits de chacun, parents et enfants, vont s'exprimer au travers de relations interpersonnelles définitivement faussées. Par contre, ne tolérez pas qu'il mange des galettes une heure après le repas. Mais surtout, annoncez clairement la règle du jeu : je ne te force pas à finir ton assiette, mais tu ne mangeras qu'au goûter.

Le temps du repas est celui du partage entre tous les membres de la tablée. C'est un temps proprement religieux (religere : relier) et même spirituel, les valeurs qui y sont échangées sont vectrices de vie, autant dire sacrées. Ce n'est aucunement le moment de mettre sur la table, c'est le cas de le dire, la note médiocre en mathématiques ou en français, ni les menaces de licenciement éventuel, ni les problèmes de couple. Si vous voulez névroser vos enfants ou gâcher votre couple, c'est un excellent moyen d'y arriver. Enfin, ne privez jamais un enfant de repas. Se serait le priver du symbole de vie que, par nature même, vous lui devez car c'est vous et non lui qui portez la pleine responsabilité de sa venue au monde.

Cette façon de voir et de percevoir, alimentation omnivore tout en étant semi végétarienne est loin d'être universelle. D'autres existent qui s'appuient sur d'autres critères qui sont plus des critères théoriques ou des expériences ponctuelles, que basées sur l'expérience séculaire des peuples.

Tout le monde a un ami végétarien qui l'a entraîné un jour dans un restaurant, végétarien lui aussi et, pour certains, ça a été la révélation et ils sont devenus, à cette occasion, sinon végétariens, du moins sympathisants. Il s'agit de personnes, la plupart du temps très concernées par l'écologie en général et la santé en particulier, en quête du paradis perdu. Le danger potentiel du végétarisme est une carence protéique et vitaminique (vitamines du groupe B), ainsi que de fer. Cependant le niveau de recherche auquel sont parvenus ses adeptes est tel que, la plupart du temps, ils gèrent assez bien leur alimentation et même souvent mieux que beaucoup de nos contemporains qui oscillent entre excès, restrictions et erreurs à répétition. Mais le grand défaut du végétarisme est sa trop grande consommation de fromage et donc la surcharge en sel et en acides gras saturés qu'il induit.

Le végétalisme est une autre affaire puisqu'il supprime non seulement les protéines animales, mais aussi les sous-produits animaux : lait, œufs et fromages. Il ne s'agit de ne manger que des produits végétaux. Là encore, on citera toujours quelqu'un qui a été quasi miraculeusement guéri d'une maladie mortelle (on reste vague à ce sujet ou, si on la nomme, il y a rarement de document médical la concernant). De toutes façons, c'est ainsi que vivait, apparemment en forme quoique maigrichon (mais, est-ce une maladie ?) le diplomate indien dont je donnais l'exemple en début de chapitre. Je n'ai pas d'explication à ce qui semble une aberration nutritive et qui jette un méprisant défi aux certitudes occidentales. Le végétalisme est cependant totalement inadapté aux enfants. Les médias relatent d'ailleurs à intervalles récurrents les cas de malheureux enfants morts de dénutrition, victimes expiatoires de l'errance dogmatique de leurs parents.

Le macrobiotisme (créé par le japonais Oshawa, à base de céréales et de légumes à mâcher longuement) est une curieuse interprétation des traditions extrêmes orientales, certaines étant conservées au détriment des autres qui sont délibérément oubliées. Et s'il donne parfois des résultats spectaculaires, c'est, précisément, parce qu'il est déséquilibré et que ce déséquilibre était précisément celui qui a permis de compenser celui de la maladie. Mais si, par malchance ce n'est pas le cas, il précipite l'évolution. Dans tous les cas, s'il peut être bénéfique pour une détoxication de quelques semaines, il induit ensuite une asthénie grandissante au fil des mois, simplement par les carences qu'il induit.

L'orthorexie est la dernière utopie à la mode chez la jeune femme qui se veut parfaite et donc veut aussi une alimentation "parfaite". On est végétarien pur et dur, on fait de la gym trois fois par semaine, on maîtrise son corps comme son emploi du temps et on finit aménorrhéique, avec un vieillissement prématuré et des risques de fracture à la ménopause multipliés par deux.

L'instinctothérapie de Burger rejoint le mythe du bon sauvage, avant la domestication du feu. Il faut manger cru, notre instinct, endormi par notre culture, se réveillera pour nous dire ce qui est bon pour nous, à l'instant précis où nous en avons besoin. C'est assez farfelu, plutôt sympathique et assez dangereux à la fois. Cela m'a valu une expérience intéressante. Je n'aimais pas les fruits de la passion, leur goût par trop acidulé me déplaisait. Les yeux bandés, on m'a fait sentir plusieurs aliments et j'en ai choisi un que j'ai mangé avec plaisir, les yeux toujours bandés : c'était un fruit de la passion. Si je l'avais vu avant, le réflexe conditionné "je n'aime pas" aurait fonctionné et je l'aurais trouvé exécrable. Tout le monde peut refaire cette expérience et être surpris du résultat. Tout cela pour dire que c'est une bonne chose de débrancher autant que possible son intellect pour faire confiance à ce qui a quand même assuré notre survie, notre instinct. Mais j'ai vécu une expérience beaucoup plus troublante encore, un cas que mes confrères qualifieront vraisemblablement d'anecdotique quoiqu'il n'en soit rien pour le patient concerné. C'était un jeune garçon d'une dizaine d'années qui avait un lupus, maladie autoimmune gravissime. Il avait réussi à contenir l'expression de sa maladie en mangeant cru : fruits, légumes, viande, poisson, tout ! Il avait toujours entre cinq et dix à douze plaquettes, autant dire qu'il était théoriquement mort d'hémorragie depuis longtemps. Il faisait pourtant de la gymnastique à l'école et n'avait pas plus de bleu que ses petits camarades. Je n'ai aucune explication scientifique à ce cas totalement hors normes et personne n'a pu m'en donner. C'est pourtant de tels cas qui devraient titiller notre curiosité car ils sont révélateurs de potentialités physiologiques et thérapeutiques inconnues et inexploitées.

Si on met à part le fait qu'il est dangereux de donner une alimentation végétalienne à un enfant, sous peine de graves carences, ainsi qu'à des personnes déjà menacées de carences de par leur état (femmes enceintes, adolescents, vieillards, sujets dénutris quelle que soit la cause), ces façons pittoresques de manger sont des alternatives possibles à nos pléthores pour autant qu'elles soient limitées dans le temps. Pour un adulte en bonne santé, faire un jour par semaine de végétalisme ou de crudivorisme est une excellente chose. On peut aussi faire une sorte de monodiète : ne manger que des fruits par exemple, ou même un jour de jeûne en buvant un litre et demi à deux litres de thé vert, une infusion-décoction d'aubier de tilleul ou, tout simplement, une eau très peu minéralisée. Cependant, et ceci n'est jamais mentionné, un organisme aux fonctions déficientes doit être sollicité avec d'autant plus de douceur que les problèmes sont importants. Un drainage drastique est alors tout à fait néfaste, le remède pouvant parfaitement être pire que le mal. Ne reste que la satisfaction, toute intellectuelle d'ailleurs, de se persuader que le patient est mort guéri et, comme le disait une de mes vieilles patientes : “c'est étrange, c'est juste quand l'âne commençait à s'habituer à jeûner qu'il est mort”.

L'Orient est l'Orient et l'Occident est l'Occident et les deux ne se rencontreront jamais disait Kipling. Il est vrai que cette improbable rencontre a toujours raté jusqu'à maintenant. Chacun a peur de ce qu'il ne comprend pas, alors chacun le rejette sans chercher à comprendre. Or toute société peut apprendre des autres et la perception autant que la conception orientale sont très originales. Aurions-nous quelque chose à perdre si nous la connaissions dans ses grandes lignes ?

Nous sommes les petits fils de Descartes et Descartes était le petit fils de la rationalité grecque. Nous découpons les évènements en fragments les plus petits possibles, jusqu'à ce qu'ils deviennent linéaires et qu'un effet précis puisse être attribué à une cause précise. Notre compréhension est analytique. Les Chinois de l'Antiquité étaient les fils de Lao-Tseu (le Vieux Nourrisson) et du taoïsme. Leur perception du monde se fait par une approche analogique, c'est-à-dire globale : rien n'est isolé, tout est en relation. Qui cueille une fleur dérange une étoile, n'est-ce pas ? La parole du poète a aujourd'hui la caution de la physique quantique et ce n'est pas rien.

Comme le soleil se lève, culmine, se couche puis se relève le lendemain, toute manifestation est impermanence et tout est devenir. Toute chose, tout évènement est métamorphose car il vient d'une autre chose, tend à autre chose et s'exprime dans un cycle, la roue des Cinq Éléments, ou plutôt des Cinq Devenirs. Ce sont le Bois, le Feu, la Terre, le Métal et l'Eau, éléments parfaitement symboliques où tout peut être rattaché : les directions de l'espace, les saisons, les sentiments, les saveurs et les odeurs, les couleurs et les parfums, etc. Ainsi donc tout aliment est rattaché à un de ces Cinq Éléments et a ses qualités et ses défauts propres. On peut ainsi, par la nourriture, influencer grandement l'état de santé d'un individu en donnant les aliments qui contrebalancent ou équilibrent les désordres du sujet. À noter, l'extrême importance que les Chinois ont toujours accordée aux saveurs, c'est-à-dire au côté subtil de la nourriture. En cela, nous ne sommes guère différents et ce que nous apprécions d'abord dans un plat, c'est sa finesse gustative.

CHAPITRE 2
MOI J'AI DIT MICRONUTRITION ? COMME C'EST BIZARRE !

L'OPTIMISATION MICRONUTRITIONNELLE : DOUCE LUBIE OU FACTEUR MAJEUR ?

Rappelons que :

La micronutrition concerne les éléments qui sont :

– indispensables à la vie

– bien qu'en quantité pondérale faible, voire minime

– et qui doivent être apportés par l'alimentation car nous ne savons pas les synthétiser.

Nutriment, micronutriment, médicament ont des voies métaboliques très différentes. Le médicament induit une véritable pathologie de la pathologie. Par exemple, en prenant la place d'un enzyme, ou en empêchant un enzyme d'arriver à son site, ou en altérant l'ADN d'un germe (pour certains antibiotiques). Alors que le micronutriment, comme d'ailleurs le nutriment, fait partie du cycle normal de la physiologie. Rappelons, en le détaillant un peu plus, ce que nous savons déjà.

L'alimentation nous apporte les éléments indispensables à la construction constante de notre corps et l'énergie nécessaire aux fonctions vitales.

Pour ce qui est de l'énergie, elle est fabriquée par un cycle complexe, le cycle de Krebs, à partir d'un sucre, le glucose, produit final de transformation de tous les sucres.

Glucides → Glucose → Cycle de Krebs → Énergie

Encore faut-il que nous ayons suffisamment de sucre à notre disposition. Pour pallier de graves hypoglycémies et donc de graves déficits énergétiques dont les conséquences peuvent être mortelles (le cerveau consomme du glucose 24 h sur 24), l'organisme a, à sa disposition, plusieurs autres mécanismes qui s'adaptent aux circonstances. Au cours d'un effort prolongé, par exemple marcher plusieurs heures, les réserves de sucre s'épuisent très rapidement, puis les réserves de glycogène. Il n'y a alors plus aucune possibilité de mobiliser du sucre car il n'y en a tout simplement plus dans l'organisme. Celui-ci va donc tirer son énergie des lipides (graisses) qui rentreront à leur tour dans le cycle de Krebs.

De même, au cours d'un jeûne de plus de deux jours, l'organisme est capable de tirer son énergie à partir des corps cétoniques ou même des protides. Voir, pour ce dernier point, l'alimentation traditionnelle des Inuits, presque exclusivement carnivore et l'exemple dramatique et quasi expérimental des rescapés des Andes[59].

Les sources de carburants pouvant fournir de l'énergie sont donc multiples.

Protéines → Acides Aminés
↘
Glucides → Glucose → Cycle de Krebs → Énergie
↗
Lipides → Acides Gras

De la même façon, les éléments de construction de nos protéines peuvent provenir de protéines animales comme des protéines végétales. Au niveau énergétique comme à celui de sa construction, l'organisme a le choix et une carence d'un élément n'aura pas de répercussion notable tant que d'autres éléments pourront tenir un rôle équivalent. Il n'en est pas de même au niveau fonctionnel enzymatique, oligoélémentaire et vitaminique.

En partant d'un substrat pour arriver à un produit final, il y a une cascade enzymatique qui comprend une ou plusieurs étapes. S'il ne manque ne serait-ce qu'un seul coenzyme, toute la chaîne s'arrête sans que rien ne puisse la relancer. Pour prendre un exemple frappant, dans la chaîne respiratoire de transport de l'oxygène, une douzaine de réactions se succèdent. Le cyanure bloque le transport d'électrons sur une seule de ces étapes. Mais on en meurt.

La spécificité fonctionnelle des enzymes, de leurs coenzymes métalliques et des vitamines fait qu'ils sont tous indispensables et irremplaçables. Il ne peut d'ailleurs pas en être autrement, si ça n'était pas le cas, l'anarchie la plus complète régnerait dans les processus vitaux. En fait, la vie ne serait jamais apparue.

Monica, Bourgogne, Ile de France, ce pourrait être des noms de chars de la dernière guerre. Ce ne sont que les noms de quelques unes des études sur la santé en France, sa prise

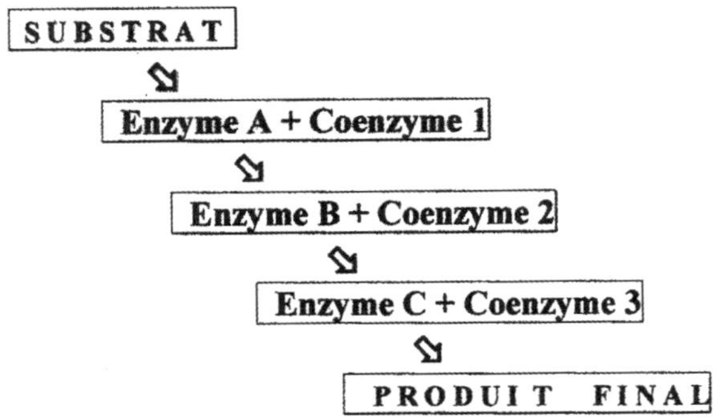

La "cascade enzymatique"
Chaque étape est indispensable, spécifique et donc non remplaçable.

en charge et son évolution dans ses diverses composantes. Directement ou indirectement, toutes mettent en évidence ce dont on pouvait se douter depuis longtemps sans grand risque de se tromper, à savoir l'importance primordiale de l'alimentation sur la santé. Mais l'étude la plus parlante à ce propos a consisté à évaluer la prévention et l'évolution des maladies chroniques au moyen d'une "supplémentation en vitamines et minéraux antioxydants", d'où son nom : SuVi Max.

SU VI MAX OU LA PARITÉ MISE À MAL

On savait déjà que la protection apportée par une forte consommation de fruits et de légumes sur l'incidence des cancers et des pathologies vasculaires était grande mais, pour chiffrer exactement l'impact d'une association d'antioxydants aux âges où ils sont le plus agressifs (35 à 60 ans chez la femme et 45 à 60 chez l'homme), une étude randomisée avec un groupe supplémenté et un groupe témoin était nécessaire. À l'opposé d'autres études qui se contentent de quelques centaines, voire parfois de quelques dizaines de cas, et ce, sur quelques mois, elle a concerné plus de treize mille personnes suivies pendant huit ans, c'est dire que ses résultats ont une valeur incontestable.

Les sujets ont pris un cocktail de vitamines et minéraux à dose physiologique : vit C (120 mg), E (30 mg), du bétacarotène (6 mg), du sélénium (100 µ) et du zinc (20 mg).

On a pu ainsi noter :

– une diminution de 31 % de la survenue de cancers chez l'homme, mais pas chez la femme.

– une diminution de 37 % des décès par cancer, toujours chez l'homme.

– mais aucun effet sur le plan cardio-vasculaire.

Alors qu'en bons cartésiens, on s'attendait soit à une action de même nature (bonne ou mauvaise) dans les deux sexes, soit à une action nulle dans les deux sexes aussi, certainement pas à une action dissociée. L'étude n'a montré aucune incidence, ni positive, ni négative, d'une supplémentation chez la femme alors qu'elle a mis en évidence une action très positive chez l'homme !

Les neurones des nutritionnistes se sont alors mis sérieusement à chauffer et cela a été attribué avec une simplification un peu abusive au fait que les femmes mangent mieux que les hommes. La conclusion en était :

"L'étude Su Vi Max est, au niveau mondial, le premier essai randomisé à démontrer qu'un apport adéquat de vitamines et minéraux antioxydants peut réduire l'importance des cancers et la mortalité dans une population occidentale".

Mais les recommandations qui en ont été tirées ont de quoi surprendre : " il n'est pas nécessaire de prendre des compléments antioxydants, il suffit de faire évoluer son alimentation vers une alimentation contenant plus de fruits et légumes". Seul bémol, pour apporter des doses de vitamine E et de Sélénium identiques à celles reçues pendant l'étude, il faudrait plus de trois kilos de fruits et légumes par jour pour l'une et plus de huit kilos pour l'autre. La recommandation prétendant qu'il suffit de manger "plus" de fruits et légumes est donc difficilement tenable, c'est le moins qu'on puisse dire.

Su Vi Max a en fait démontré deux faits capitaux :

– que l'homme a besoin, pour bénéficier d'une prévention et d'une protection anticancéreuse, de doses nettement plus importantes que la femme.

– et que l'alimentation ne peut que très difficilement les lui apporter.

Ainsi, la distorsion entre les résultats objectifs de l'étude et les recommandations subjectives qui en sont tirées arrivent, elles, à une véritable aberration car, à ma connaissance, c'est la première fois, sur le plan scientifique, qu'on recommande l'inverse de ce qu'on vient de démontrer ! D'autant que cette directive est simple, sans effet iatrogène et qu'elle a un impact remarquable sur la santé.

Dans un domaine tout à fait semblable, on ne donne plus d'huile de foie de morue aux bébés, mais de la vitamine D, on supplémente les femmes enceintes en vitamine B9 (ou acide folique) en début de grossesse sans leur dire de manger des montagnes de salades. Elles manquent la plupart du temps de fer durant le dernier trimestre de leur grossesse, on leur prescrit alors du fer sans leur dire de se gaver spécialement de boudin, pourtant riche en fer. Enfin l'aspirine diminuant significativement le nombre d'accidents vasculaires, on la prescrit chez les sujets présentant ce facteur de risque alors qu'il s'agit là d'un vrai médicament.

C'est aussi la première fois qu'on recommande de faire ce que l'on n'a pas démontré. Quelle étude, en effet, a consisté à faire manger "comme leurs femmes"(!) une bonne dizaine de milliers d'hommes pendant plusieurs années ?[60]

Dans les conclusions de Su Vi Max, plusieurs facteurs majeurs ont été curieusement occultés. Le plus évident étant, pour parodier le titre d'un film, que "les hommes ne sont pas des femmes comme les autres". Et s'il y a plus de dix pour cent de différence d'espérance de vie au profit de nos compagnes, c'est bien qu'il doit y avoir une raison. Grâce à la programmation génétique ? Rien n'est moins sûr et, en tout cas, ce n'est pas prouvé. Par contre le Docteur Curtay insiste avec raison sur le fait que, les femmes mangeant en moyenne 500 calories de moins que les hommes, tout simplement parce qu'elles sont plus menues, elles souffrent moins de la "catastrophe métabolique" et de la fuite d'électrons qui génèrent des radicaux libres. Accumulées sur plusieurs dizaines d'années, ces différences de niveaux d'agression sont très importantes sans vraiment pouvoir être compensées par les moyens antioxydants de l'organisme[61].

Un autre facteur, évident celui-là, la physiologie des deux sexes n'est pas strictement identique. Les règles ont un impact protecteur important car, si le dernier trimestre de la grossesse est facteur de déplétion en fer qu'il faut alors combler, il n'en reste pas moins que celui-ci devient très agressif quand il est en excès. Avoir un prélèvement régulier de fer par un saignement tous les mois le maintient à des niveaux assez bas, alors que l'homme, lui, a souvent une réserve de fer trop haute[62].

L'imprégnation hormonale est, elle aussi, très différente, les hormones féminines jouant un rôle protecteur vis-à-vis des accidents vasculaires et ce, jusqu'à la ménopause. Ensuite, c'est bien parce qu'elles ne sont plus sécrétées que la femme a le même risque que l'homme.

Tout réduire à une question d'alimentation est donc erroné.

D'ailleurs, parmi ceux qui ont été mis au courant des résultats de Su Vi Max, combien ont modifié leur alimentation de façon notable et durable ? Quel est celui qui s'est mis à regarder attentivement l'assiette de sa compagne pour en prendre une identique ? Personne, en tout cas chez ceux que j'ai interrogés, même parmi les médecins ! Les recommandations officielles sont des déclarations d'intention dignes des "yaka" du café du Commerce. Tout le monde sait que, pour faire disparaître le cancer du poumon "yaka" arrêter de fumer. Vaste programme ! Comme le disait un humoriste "c'est vraiment très facile, je l'ai fait au moins vingt fois". En Amérique du sud, les habitudes alimentaires sont plutôt carnivores et on consomme peu de légumes verts et donc peu de vitamine B9 qui est précisément concentrée dans les feuilles vertes. Il y a deux ans, au Chili, le gouvernement a donc décidé de supplémenter la farine et donc le pain avec de la B9. Depuis cette date, les anomalies de fermeture du tube neural ont diminué de 50 % ! Le nombre de ces malformations toujours graves et parfois mortelles a chuté d'une façon spectaculaire par une mesure très simple et peu onéreuse. En parant au plus pressé le gouvernement a évité des milliers de morts et d'infirmes, il ne s'est pas fourvoyé en campagnes inefficaces en se contentant de seulement conseiller aux gens de modifier leur alimentation et de se mettre du jour au lendemain à **manger des salades à tous les repas**. De plus, cette façon de procéder est quasi idéale car **la future mère est supplémentée avant le début de la grossesse, ce qu'il faudrait faire**

quand on décide d'avoir un enfant. S'il est fumeur, il faudrait même supplémenter le père, au moins en vitamine C, pour protéger ses spermatozoïdes, mais là, il ne faut quand même pas trop rêver.

Les modifications alimentaires vont mettre une génération à se mettre en place dans l'ensemble de la population. Avec la bénédiction du Ministère de la Santé, on va donc laisser se développer pendant les 20 prochaines années, plus de 30 % de cancers par an chez l'homme alors qu'on aurait pu les éviter. Curieuse façon d'envisager la prévention ou démonstration de l'immortel adage “périssent nos malades plutôt que nos principes” ?

La recommandation d'éviter de prendre des compléments alimentaires tient plus de facteurs affectifs que de logique scientifique. Semmelweis a toujours tort d'avoir raison trop tôt[63]. Très jalouse de ses prérogatives, la Médecine n'aime pas partager, elle craint par-dessus tout ce qui est aux marges de son empire. Dans l'inconscient médical, au-delà du royaume du médicament se trouve une sorte de “désert des Tartares” d'où peut à tout moment venir le danger inconnu qui va écorner son prestige. Tout ce qui est du domaine de la nutrition lui semble vaguement suspect et bon pour les cuisinières plus que pour la page blanche de l'ordonnance. Elle a aussi la peur légitime d'abandonner son pouvoir aux charlatans. Mais il n'y a pas que de louables intentions, il faut compter avec le lobby médical et surtout pharmaceutique, c'est-à-dire avec la finance, internationale de surcroît. Il est certain que, si un laboratoire avait mis au point une molécule chimique ayant une action préventive aussi remarquable, on la prescrirait largement, ce qui ferait la fortune de ce laboratoire. Mais ici, il s'agit du modeste laboratoire offert par la Nature. Les vitamines et les minéraux ne sont pas des molécules brevetables, aussi n'ont-elles que bien peu de pouvoir d'attraction pour les grands groupes pharmaceutiques.

Enfin, chose tout à fait surprenante, bien que les résultats de SuVi Max soient plus que remarquables (31 % de cancers et 37 % de mortalité en moins, ce n'est quand même pas rien) et qu'en bonne logique ils auraient pu être largement divulgués, on en a très peu parlé dans les différents médias.

Inutile cependant de tomber dans l'excès contraire et de se gaver de tous les compléments alimentaires au fur et à mesure qu'ils apparaissent sur le marché. Et que dire de ceux qui prennent sans aucun contrôle de la DHEA ou de l'hormone de croissance ! Ces molécules ne sont pas des compléments alimentaires mais des hormones. Et une substitution hormonale ne doit se faire que sous indication et surveillance médicale. La DHEA est une curieuse hormone dont le taux part de zéro à la naissance, fait un pic au début de l'âge adulte puis diminue progressivement ensuite. Bien qu'elle donne parfois un coup de fouet à la forme physique et psychique, surtout chez la femme, et ne semble pas avoir d'inconvénient évident, le recul manque pour juger réellement de ses indications. Sous la pression du public, elle a été autorisée en France. Quant à l'hormone de croissance, elle est interdite dans notre pays car son emploi est beaucoup plus hasardeux. Qu'en sera-t-il de ses conséquences sur un cancer latent par exemple ? Il est trop tôt pour donner des réponses médicales, alors autant le savoir pour choisir en toute connaissance de cause.

Faire n'importe quoi n'apportera rien dans le meilleur des cas. **Ce n'est pas parce qu'il s'agit de produits "naturels"** (en fait, ils le sont rarement) **qu'ils sont automatiquement bénéfiques tout le temps, pour tout le monde et à n'importe quelle dose**. Or, à voir les officines pharmaceutiques ressembler de plus en plus à des parapharmacies, on mesure le succès grandissant qu'ont les compléments alimentaires auprès du grand public. Beaucoup de gens en prennent sans réelle information et les médecins ignorent qu'un patient sur deux qui consulte en médecine générale prend déjà spontanément de ces compléments. De peur de le froisser, ils en parlent rarement à leur médecin, même si celui-ci le leur demande ! Une question sur ces sujets met souvent le praticien mal à l'aise, le patient l'amenant en terrain inconnu et il ne peut y répondre d'une façon documentée et objective. Il n'a alors d'autre choix que d'avouer son ignorance, ce qu'il n'aime guère, ou de nier le problème en déclarant qu'il ne s'agit que d'une vague fumisterie.

Les choses changent lentement, certains jeunes médecins se forment à la supplémentation alimentaire mais, pour les patients, trouver un praticien qui manie le sujet avec dextérité tient encore du parcours du combattant.

La grande confusion qui règne dans ces domaines est préjudiciable à tout le monde, au patient comme au médecin. "Examinons bien les faits", disait Chamfort, "cela nous évitera de trouver la cause de ce qui n'est pas". Il y a effectivement un bon usage de toute chose et, pour cela, l'expérience montre qu'il n'est pas interdit de réfléchir un peu. C'est la seule façon de se libérer des idées reçues du moment. Alors, nous aussi, examinons les faits.

L'estimation des apports quotidiens recommandés (AQR) a montré qu'il y a en France des subcarences plus ou moins chroniques en minéraux, oligoéléments, selon les régions et les habitudes alimentaires, pour le magnésium, le sélénium et l'iode. Certes les "crétins" des vallées alpines sont des souvenirs historiques, mais les subcarences en iode ne sont pas rares quand on demeure loin de la mer et les conséquences physiologiques en sont notables. Idem pour le sélénium, dans les terres qui en manquent. Et idem pour le magnésium "mangé" par les engrais potassiques et surconsommé par le stress, ce qui fait qu'**actuellement tout le monde manque de magnésium**. Quant aux vitamines, il y a des carences en vitamines du groupe B, surtout en B6.

Quant à la vitamine C, tout le monde sait qu'il n'y a pas de scorbut en France, n'est-ce pas ? Posez la question au Docteur Véronique Vasseur[64]. Elle a vu des cas de scorbut en plein Paris ! Pas le Paris de Zola, non, le Paris du XXIe siècle ! Certes ces cas sont marginaux et ne concernent que des vieillards vivant seuls et ne se nourrissant que de conserves, mais ils n'en sont pas moins absolument étonnants.

Idem pour la vitamine E. Elle est un antioxydant majeur et, par là même, joue un rôle essentiel dans nos phénomènes de défense. La dose journalière devrait être de trente milligrammes. L'alimentation moyenne française en apporte moins de cinq. Devant cet état de fait, on a décidé de la réduire arbitrairement à vingt milligrammes, ce qui ne change rien au problème posé : il faudrait manger six fois plus pour atteindre les AQR, objectif qui, même avec de la bonne volonté, parait difficile à atteindre. Autant le savoir, **il est impossible de compenser le manque de vitamine E par l'alimentation**.

Dans les cas de subcarences plus ou moins chroniques, comme **pour l'iode, on peut compenser par des adaptations alimentaires, fruits de mer en hiver et algues** (à mélanger à la salade par exemple) **en été**. **Pour la vitamine B6, salades vertes à tous les repas**.

Mais dans le cas de carences, comme pour le magnésium, la vitamine E ou les oméga 3, on est devant un choix limpide : ou rester en carence, ou compenser par des compléments alimentaires.

La vitamine E naturelle est représentée par des composés appelés tocophérols : alpha, béta, gamma et delta. Le tocophérol alpha a une activité maximale, de 100 %, le béta de 50 %, le gamma de 10 % et le delta de 3 %. Mais la vitamine E artificielle, fabriquée en laboratoire, se présente sous la forme de huit isomères dont seul le premier a une activité de 100 %, les autres décroissant rapidement. Comme ces isomères sont fabriqués en même quantité, une dose de vitamine naturelle sera plus concentrée en principes actifs qu'une dose artificielle à tel titre que son action physiologique sera deux fois plus importante. De plus, en cas de molécules artificielles, l'organisme devra éliminer les isomères non naturels. Effectivement l'élimination urinaire des métabolites de la vitamine E artificielle est deux fois plus importante que l'élimination des métabolites de la vitamine naturelle. Inversement, la concentration tissulaire est supérieure pour la forme naturelle. (Cf. Robert V. Acuff et coll. East Tennessee State University)

FAUT-IL SUPPLÉMENTER EN VITAMINES OU/ET MINÉRAUX ?

Posée ainsi, la question n'a pas de sens.

Faut-il faire le plein d'essence ? Si le réservoir est aux trois quarts plein, c'est inutile, s'il est quasi vide, c'est impératif. Il en est de même en micronutrition : les carences sont spécifiques, la supplémentation aussi. Elle ne se fera qu'à bon escient, en portant toute son attention sur les populations où les carences sont très fréquentes. En particulier :

– les femmes enceintes, carencées en folates et souvent en fer

– les fœtus dont la mère manque de vitamines B, d'acides gras polyinsaturés ou de fer

– les enfants, même élevés au sein, si la mère elle-même est en carence

– les adolescents avec leurs habitudes alimentaires anarchiques

– les gens habitant loin de la mer et qui manquent d'iode

– les sportifs avec leurs microtraumatismes à répétition et leur état inflammatoire chronique

– les gens faisant des régimes hypocaloriques en vue de perdre du poids

– les dogmes alimentaires : végétaliens, macrobiotique, "orthorexiques"

– les colitiques chroniques avec une mauvaise absorption intestinale

– les vieillards, tous carencés en zinc et souvent en tryptophane, EPA et DHA.

– les malades dont les besoins sont augmentés sans que l'alimentation ne les compense

– le fait de fumer qui brûle la vitamine C

– l'alcool qui épuise les vitamines du groupe B

– les déprimés qui se nourrissent mal, les stressés qui digèrent mal

– les dénutris, bien évidemment.

Et, suite aux résultats de l'étude Su Vi Max, le seul cas où on puisse supplémenter de façon systématique, c'est l'homme de 45 à 65 ans chez qui des associations d'antioxydants diminuent très fortement l'incidence des cancers.

Quoiqu'il en soit, les nutriments, qu'ils viennent de l'alimentation ou qu'ils soient apportés en complément, doivent, pour arriver à l'intérieur des cellules, effectuer un difficile parcours de combattant : rappelez-vous deux postes frontières aux douaniers particulièrement méticuleux se dressent devant eux.

L'AIDE À LA DÉCISION : LES DOSAGES ACIDES GRAS, ANTIOXYDANTS, MÉTABOLITES

1/Dosage des Acides Gras

On dose les différents acides gras sanguins, dans leurs différentes composantes : acides gras saturés, monoinsaturés, polyinsaturés avec leurs deux familles, oméga 3 et 6, et acides gras trans qui montrent la part d'alimentation industrielle dans l'alimentation du sujet. Cette analyse est extrêmement précieuse, elle permet de voir très précisément les carences et les excès en ces molécules vitales que sont les acides gras. Souvent, par exemple, les gens pensent bien manger car ils prennent beaucoup d'huile d'olive. L'acide oléïque, monoinsaturé, est certes important, mais notre métabolisme est capable de le fabriquer. Par contre, une déficience de nos enzymes désaturases, ' fréquente après cinquante ans, entraîne une carence en acides gras polyinsaturés oméga 3 de fin de chaîne : l'EPA et le DHA. Comment le savoir sans dosage ? Comment savoir aussi si nous n'avons pas trop d'acides gras trans venant d'une alimentation trop industrielle ? Comment corriger et optimiser ce que nous ignorons ?

2/Le statut antioxydant

Il est important aussi de connaître le niveau de nos défenses antioxydantes. SuVi Max l'a bien montré d'ailleurs. On peut donc aussi faire le bilan de son statut antioxydant. Comme pour les acides gras, l'analyse n'est pas remboursée et donc n'est pas pratiquée de façon courante. C'est dommage car ces deux bilans permettraient d'éviter bon nombre de cancers et d'accidents vasculaires, c'est-à-dire les deux pathologies qui coûtent le plus cher à la société en terme d'argent et de pertes humaines. Car, effectivement, il faut associer ces deux bilans si on veut couvrir ces deux pathologies. C'est d'ailleurs la raison pour laquelle SuVi Max, qui ne tenait pas compte des acides gras, n'a pas eu d'impact sur le vasculaire.

Votre médecin peut toutefois avoir une petite idée de votre statut antioxydant en demandant le dosage de :

– vitamine A

– vitamine C

– vitamine E

– glutathion réduit et/ou glutathion peroxydase.

– ferritine. Elle doit être entre 30 et 60. Élevée, au delà de 200 ou 300, elle induit une agression oxydante considérable.

3/Le dosage des métabolites des neurotransmetteurs

Les Français sont les plus gros consommateurs d'anxiolytiques d'Europe et ce sont ceux qui consacrent le plus de dépenses en termes de santé globale. Or un Français sur deux (51 %) a besoin d'une aide psychologique, voire psychiatrique, au cours de sa vie. Tout n'est donc pas pour le mieux dans le meilleur des mondes possibles.

Avant d'en arriver aux benzodiazépines et aux différents neuroleptiques dont les classiques recapteurs de la sérotonine, ce serait peut-être aussi bien de tenter une approche à la fois plus douce, plus globale, moins inductrice d'accoutumance et moins iatrogène.

"La première chose est la parole

La seconde est le médicament

La troisième est le couteau".

Attribuée à Avicenne, cette phrase de sagesse est totalement d'actualité. Dans ce monde de noyade d'informations, de "chat" sur Internet, de jeux vidéos, de célébrités aussi subites que vaines et de mirages sur fond de guerres froides, tièdes ou chaudes, la réalité et donc les contacts humains tendent à se déshumaniser, voire à devenir virtuels. Quand on va au cinéma on est déjà beaucoup plus isolé que quand, dans son village, on assistait à une veillée où les échanges émotionnels et affectifs étaient réels dans toute la maisonnée. Le conteur apportait le surnaturel dans sa besace de rude toile et, quand il jetait dans le feu quelques essences donnant des flammes vertes ou bleues, chacun voyait le diable ou le ciel tel qu'ils sont, c'est-à-dire tel que son imagination du moment pouvait les figurer. Rien de tel actuellement où l'homme, comme un petit enfant, a autant besoin de rêver. Voir pour s'en convaincre le nombre de films et la gloire du festival de Cannes par exemple. En vérité, l'homme n'a jamais été aussi seul. Et il n'est pas fait pour vivre ainsi, d'où le renouveau des communautarismes, des religions officielles ou non, des sectes et des associations.

La première chose à faire en cas de malaise d'ordre psychique ou affectif est de le partager. Certes, mais avec qui ? La réponse devrait être évidente : avec son médecin. Elle ne l'est pas, celui-ci n'ayant ni le temps ni la formation pour prendre en charge une démarche de ce type. Au Canada, les médecins généralistes ont une solide connaissance du comportementalisme et des thérapies brèves, type Palo Alto. La France, avec son imprégnation psychanalytique, reste avec l'Autriche, le dernier bastion de résistance à ces approches efficaces et maintenant bien rodées. Il est cependant indispensable d'entamer sans tarder une approche de ce type qui résoudra la plupart du temps le problème en quelques séances car, si on laisse les choses s'installer, elles deviennent comportementales, c'est-à-dire qu'elles se programment dans notre façon de vivre. Il est alors beaucoup plus difficile de les évacuer.

On peut y associer de la phyto ou de l'aromathérapie, cette dernière n'étant pas à bricoler non plus, les huiles essentielles devant être de première qualité et les doses scrupuleusement respectées.

Enfin **une complémentation en acides aminés précurseurs de neurotransmetteurs est très intéressante**. Voir à ce sujet le tableau de la page 132 qui montre la cascade métabolique depuis la tyrosine jusqu'à la dopamine d'un côté et du tryptophane jusqu'à la sérotonine de l'autre.

Nous sommes souvent en carence de tryptophane en particulier car il est victime d'une compétition d'absorption avec les autres acides aminés. Or le tryptophane, en France tout au moins, est interdit à la vente. C'est paradoxal car il fait partie des acides aminés essentiels à la vie. Son interdiction vient du fait qu'une culture japonaise ayant été contaminée, quelques accidents sont survenus dont certains ont malheureusement été mortels. Le tryptophane n'était certes pas en cause, mais l'occasion était trop belle de prendre ce prétexte pour en arrêter la commercialisation. Il faut avouer qu'il avait un gros défaut, il était efficace et, s'il avait été remboursé par la Sécurité Sociale (il n'aurait plus manqué que ça !), les ventes des recapteurs de la sérotonine auraient considérablement chuté. Perspective d'horreur pour les laboratoires et leurs pseudopodes gouvernementaux qui n'en dormaient plus et l'attendaient au tournant.

Exit donc le tryptophane en tant que tel. Mais on n'a pas encore trouvé le moyen de supprimer **le petit lait**. Produit naturel s'il en est et faisant partie intégrante des produits laitiers, il **contient une grande quantité de tryptophane**. Il se présente sous forme de poudre à mélanger dans un peu d'eau et on peut, grâce à lui, remonter le niveau de cet acide aminé, donnant à l'organisme la possibilité de fabriquer lui-même la sérotonine dont il a besoin. Ceci sans aucun des inconvénients d'une molécule chimique.

Une plante africaine, **le Griffonia Simplicifolia**, contient du 5 HTP ou 5 hydroxy tryptophane qui est le précurseur intermédiaire entre le tryptophane et la sérotonine elle-même. Il faudra le prendre à distance de toute prise de protéines, en général vers 17 heures ou le plus longtemps possible après le repas du soir.

Il arrive qu'une forme soit plus active que l'autre selon les sujets, sans qu'on puisse, à l'avance, savoir laquelle. Elles peuvent d'ailleurs très bien s'associer.

Quant à la carence en dopamine, elle aussi peut être corrigée par la prise d'un de ses précurseurs, un autre acide aminé : la tyrosine. Elle sera prise le matin à jeun ou vers 10 heures.

Pour savoir quel produit prendre, les questions à poser sont souvent simples. La dopamine étant de starter de la vie et de l'envie, sa carence se traduit par un manque d'élan vital avec incapacité d'entreprendre, que ce soit une activité professionnelle ou une activité ludique, préoccupations paralysantes, découragement, mauvaise estime de soi, anhédonie. On se lève tard, en étant fatigué dès le matin et toute chose demande une énergie hors de proportion. La déprime est triste, au contraire de la carence en sérotonine qui est une déprime agressive.

La carence en sérotonine se traduit effectivement par une intolérance à la moindre contrainte comme à la moindre contradiction, d'où une grande agressivité. Le sujet colle à l'évènement (et quand la carence est comblée et qu'il va mieux, sa réflexion est "je peux prendre mes distances avec les choses"). C'est aussi le domaine des addictions : tabac, drogues, alcool, jeu compulsif, envies de sucre (surtout en fin de journée), prise de risques, sports extrêmes. Pas étonnant qu'une enquête américaine ait montré que 80 % des délinquants, toutes catégories confondues, étaient carencés en sérotonine.

Mais les états mixtes sont fréquents. C'est le cas des vieilles déprimes où, par effet domino, tous les mécanismes régulateurs sont saturés. Il est alors capital de commencer par combler la carence en sérotonine. Donner de la dopamine, c'est-à-dire un coup de fouet alors qu'il n'y a pas frein, équivaudrait à sauter d'un avion sans parachute. C'est ce que les psychiatres nomment la désinhibition. C'est seulement dans un second temps qu'on prendra le relais avec le comblement du déficit dopaminergique et, si on doit continuer encore à soutenir la sérotonine, ce qui se rencontre parfois, on continuera de prendre l'un le matin et l'autre le soir pour éviter toute compétition d'absorption.

LA BIODISPONIBILITÉ

Des jeunes filles du XIXe siècle, pâles et languissantes dans leurs rêves d'adolescentes, brisées et bridées par une éducation aussi antinaturelle que possible, George Sand a pu dire qu'elles étaient “élevées comme des saintes et livrées comme des pouliches”. Comme si leurs malheurs n'étaient pas assez grands, elles souffraient souvent de la classique chlorose, anémie due aux mauvaises conditions alimentaires et sanitaires de l'époque. On leur faisait boire de l'eau dans laquelle avaient trempé du fer et manger des fruits où on avait enfoncé des clous jusqu'à ce qu'ils commencent à rouiller. Mais le fer de l'eau ferrugineuse chère à Bourvil et les fruits cloutés allaient-ils jusqu'à leurs globules rouges ? Et si oui, quelle quantité y pénétrait ?

C'est cela la biodisponibilité, autrement dit c'est la proportion de produit réellement absorbé par les cellules par rapport à la quantité de produit ingéré. C'est l'élément capital, c'est ce qu'il faut connaître. Pour en rester au fer de nos frêles jeunes filles, le fer du boudin, par exemple, a une biodisponibilité plus importante que le fer des légumineuses. Il est aussi beaucoup mieux absorbé en présence de fructose, comme il l'est beaucoup moins si on boit du thé. Le calcium et le magnésium ne s'absorbent bien que quand ils sont en proportion de un pour deux. Les protéines pures ne sont pas absorbables, pour qu'elles le soient, la présence d'un peu de sucre est indispensable. D'ailleurs les protéines pures n'existent pas dans la nature, même la viande contient du sucre par l'intermédiaire du glycogène. Les choses sont donc assez complexes, les éléments se potentialisant ou s'inhibant les uns les autres. Il n'en reste pas moins qu'il y a des formes chimiques qui ont de bien meilleures biodisponibilités que d'autres.

Linus Pauling et Hans Nieper ont introduit les notions de nutrition orthomoléculaire pour l'un et eumétabolique pour l'autre. La signification est la même, il s'agit de la forme chimique la plus assimilable par la cellule. Henri Laborit qu'on ne s'attend a priori guère à rencontrer ici a lui aussi travaillé sur le même concept. Les formes les plus assimilables pour les minéraux sont les orotates, les chélates, les amino complexes et les ethyl amino phosphates.

– les orotates sont des sels de l'acide orotique. Stables et électriquement neutres, ils ne délivrent le minéral qu'à l'intérieur de la cellule.

– les chélates sont des molécules où un métal est très fortement lié à un acide aminé qui l'enserre comme avec une “pince” (chélos en grec).

– les amino complexes comprennent un minéral entouré de deux ou trois acides aminés.

– les EAP ou ethyl amino phosphates sont des phospholipides transporteurs d'ions qu'ils ne libèrent qu'au niveau des pores transmembranaires.

Dans tous les cas cités le métal n'est pas en contact avec le milieu. Effectivement, à l'exception des orotates dont nous venons de parler et qui sont stables, les sels métalliques se dissocient dans le milieu aqueux qu'est le milieu intérieur. Le métal est donc libre. Le fer (ainsi que le cuivre) joue un rôle biologique essentiel. Pourtant l'organisme ne tolère pas qu'il se promène à l'état libre où il est agressif. Tout le monde a vu des plaques de ferraille abandonnées à l'air libre ou des vieilles coques de bateaux rouillées. Si on gratte la peinture là où elle est encore adhérente, le fer apparaît neuf dessous. Mais là où la peinture est partie, la rouille ronge le métal. Ayant été en contact avec l'oxygène et l'humidité de l'air, le fer s'oxyde. Et ceci donne une idée de ce qui se passe dans les organes vitaux de nos cellules (membranes, mitochondries, ribosomes, lysosomes, etc.) quand elles sont en présence de fer libre. La preuve en est que, dans l'hémoglobine qui a absolument besoin du fer pour assurer le transport de l'oxygène, le fer est emprisonné dans une véritable forteresse qui l'isole de tout élément extérieur à sa fonction. La nature a inventé les chélates bien avant nous. Enfin, même dans le cas où le métal n'est pas agressif, l'ion métallique est moins bien absorbé que les formes que nous avons citées : orotates, chélates, amino complexes et EAP (50 % moins en moyenne).

LES INTOLÉRANCES ALIMENTAIRES

Elles sont de plus en plus nombreuses, dues en grande partie à l'accumulation des multiples mini pollutions de la vie moderne qui s'accumulent et se potentialisent dans des proportions qui n'ont jamais été étudiées.

Dans les cas où on n'arrive pas à se sortir de situations pathologiques complexes, une analyse des intolérances alimentaires sauve parfois la mise d'une façon spectaculaire. Ces analyses ne se pratiquent pas en France, mais en Belgique et au Luxembourg où, rassurez vous, il n'est pas nécessaire d'aller, seul les tubes à essai font le voyage.

L'OPTIMISATION MICRONUTRITIONNELLE

De ce tout que nous venons de voir, on peut maintenant tirer plusieurs conclusions :

– Si on doit complémenter en minéraux, il vaut mieux chaque fois qu'on le peut, éviter les présentations qui sont sous forme de sels (sulfate de.., chlorure de..) et leur préférer orotates, chélates, amino complexes ou EAP. Les orotates sont difficiles à trouver en France. Restent **les chélates et les EAP** qui sont fabriqués par quelques laboratoires. Il faut donc bien regarder les étiquettes des produits que vous achetez.

– Le mythe du fer est tenace, la plupart des complexes antioxydants et des multivitamines en contiennent. Outre que ce métal est pratiquement toujours sous forme de sel, si les femmes sont parfois en carence, les hommes en ont souvent déjà trop. En cas de carence, penser au fer alimentaire (boudin, œufs, huîtres, légumes secs), associé au fructose donc à des fruits et s'il est nécessaire de compléter par une molécule chimique, associer systématiquement des antioxydants. S'il est en excès, boire du thé. On peut même, dans ce cas, pratiquer des saignées régulières (c'est leur dernière indication médicale !), le mieux étant alors de donner son sang régulièrement.

– Dans le même ordre d'idée, les préparations pour petit déjeuner destinées aux enfants contiennent elles aussi trop de fer la plupart du temps.

– Suite aux résultats de l'étude Su Vi Max, les hommes à partir de 45 ans feraient bien de prendre des complexes anti-oxydants.

– Il ne suffit pas d'apporter des éléments, même sous une forme particulièrement biodisponible, encore faut-il que les "barrières douanières" de l'organisme, muqueuse intestinale et membrane cellulaire, soient fonctionnelles.

– Dans le cadre de l'alimentation, se rappeler que le lait est difficile à digérer pour l'adulte et parfois le gluten et ce, beaucoup plus souvent qu'on ne le croit. Cherchez les intolérances à ces aliments si vous avez une maladie autoimmune.

– Essayez de ne pas tout mélanger au même repas, 50 % de glucides, 30 % de lipides et 20 % de protides sont des quotas uniquement caloriques et dramatiquement simplistes, notre physiologie n'étant pas précisément superposable au fonctionnement d'une machine à vapeur.

LES DIFFÉRENTES ÉTAPES DE LA SUPPLÉMENTATION

Très logiquement, elles doivent tenir compte de tout ce que nous venons de voir, à savoir les "barrières douanières", la détoxication hépatique et la fonction pancréatique, ainsi que les glandes endocrines. Si une ou plusieurs de ces fonctions est par trop détériorée, l'apport de compléments micronutritionnels sera de peu d'efficacité.

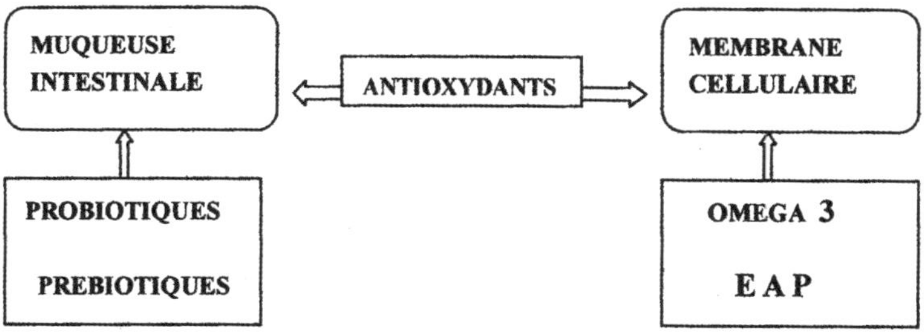

Les probiotiques et prébiotiques sont indispensables à l'équilibre de l'écosystème intestinal, les oméga 3 et les EAP à la physiologie de la membrane cellulaire. Les antioxydants participent à tous les niveaux de l'intégrité fonctionnelle de l'organisme.

1/Les "barrières douanières"

2/La détoxication hépatique et la fonction pancréatique

Très souvent indispensable. La phytothérapie est ici la reine avec des plantes comme desmodium, chrysantellum ou simplement boldo, pissenlit (taraxacum dens leonis), ou radis noir (raphanus niger).

Avec aussi des oligoéléments : Zinc-Nickel-Cobalt pour le pancréas, de même que le Chrome et le zinc en cas de prédiabète, voire de diabète gras.

3/Le soutien endocrinien

Avec deux fonctions majeures, la fonction surrénalienne et la fonction thyroïdienne.

La vitamine C est la vitamine de la surrénale. À condition de boire suffisamment, cette vitamine aidera grandement pour contrer les multiples infections hivernales, ainsi que la fatigue due au surmenage ou à une convalescence. Le Cassis est aussi la plante de la surrénale : Ribes Nigrum (en teinture mère ou en D1).

Quant à la thyroïde : fruits de mer ou algues, en maison diététique ainsi que sous forme de Fucus Vesiculosus, en teinture mère ou en D1 lui aussi. Depuis la stupide interdiction de l'Iode, et si nécessaire seulement, d'autres solutions sont possibles mais, comme tout ce qui touche aux glandes endocrines, elles demandent impérativement le regard d'un thérapeute.

LES DOMAINES SPÉCIFIQUES DE LA MICRONUTRITION

– La femme enceinte a besoin de vitamine du groupe B, principalement la B9, pendant le premier trimestre de sa grossesse (quand c'est possible, il vaut même mieux commencer avant la conception de l'enfant !). Elle a aussi souvent besoin de fer en fin de grossesse et nous avons vu à quel point ce métal est difficile à manier. Le dosage important est celui de la ferritine (qui doit être entre 30 et 60) et non celui du fer sérique. Si la mère est très carencée en fer pendant la grossesse, le nouveau-né mettra très longtemps à reconstituer son propre stock de fer et sera très sensible aux infections.

Il faut aussi surveiller l'apparition possible d'un diabète gestationnel vers le sixième mois.

– Le chrome est important en cas de prédiabète, voire de "diabète gras de la cinquantaine". Idem pour la zinc. Dans ce cas, les antioxydants associés aux oméga 3 vont protéger les vaisseaux de l'agression des radicaux libres[65].

– Le cuivre peut être pris à "forte" dose mais pendant un temps très court, deux à trois jours, pour stopper un rhume par exemple. Mais ce serait une erreur de le prendre tout l'hiver comme je l'ai parfois vu faire en espérant une prévention antiinfectieuse, son action oxydante l'emporterait sur l'action curative.

– À partir de 45 ans, nos désaturases fonctionnant moins bien, nous ne parvenons qu'avec difficulté à fabriquer nos acides gras polyinsaturés finaux de la série oméga 3. Il faut donc consommer des poissons des mers froides et compléter au fur et à mesure qu'on avance en âge avec de l'EPA et du DHA. Mais aussi toujours protéger ces derniers avec des antioxydants.

– Le vieillard a un déficit global d'absorption. Ceci est dû à la conjonction d'une déficience endocrine générale et d'une mauvaise assimilation intestinale. Un de ses manques spécifique est le manque de zinc, cette carence entraînant une perte de goût, donc du plaisir de manger, donc une inappétence, sans compter les conséquences sur les deux cents enzymes qui sont zinc dépendantes. Donc compléter en zinc et veiller à l'écologie intestinale.

– Chose plus étonnante, l'enfant et l'adolescent pour qui les erreurs alimentaires familiales puis sociales sont fréquentes, manquent souvent de vitamines ainsi que de calcium malgré les laitages et le lait enrichi en vitamine D. Or si beaucoup de femmes souffrent d'ostéoporose à la ménopause, c'est à l'adolescence seulement que la jeune fille construit le capital osseux qu'elle aura toute sa vie.

– Le stress provoque une surconsommation de magnésium et le tabagisme une surconsommation en vitamine C.

– Les carences en vitamine E, qui est un antioxydant essentiel, sont légions.

L'alimentation étant incapable d'apporter les 20 à 30 mg journaliers indispensables, si on compense par des compléments, prendre ceux qui ont une vitamine naturelle.

– Pour les protéger de l'oxydation, les acides gras polyinsaturés doivent être placés à l'abri de l'air de la lumière et de la chaleur, donc au réfrigérateur en été et dans le sud tout au moins. Pour la même raison, il faut accompagner leur prise d'antioxydants, à moins que ceux-ci ne soient ajoutés directement dans les gélules.

– Les déficiences endocrines ne sont pas rares. Le stress chronique épuise la surrénale, ce qui peut conduire à l'hypertension. Il épuise aussi la thyroïde et le passage du nuage de Tchernobyl qui, d'après les autorités de l'époque avait soigneusement évité la France, n'a rien arrangé. Cette glande est très fréquemment en cause dans de multiples pathologies, alors même que les dosages de TSH sont apparemment dans la norme.

Vitamine E, Magnésium et Oméga 3 sont souvent utiles car les carences en sont habituelles.

Pour le magnésium, comme pour tous les minéraux d'ailleurs, il faut ménager le rein et adapter les doses en cas d'insuffisance rénale. Mais nous sommes alors dans la pathologie vraie et il n'est pas question de se soigner seul.

La complémentation en vitamines du groupe B, particulièrement la B6, est nécessaire dans les états dépressifs et souvent celle en tryptophane doit y être associée.

Le Lithium n'est pas un minéral normalement présent dans notre corps. Il a cependant une place de choix dans la plupart des états dépressifs. Il ne s'agit pas du cas particulier des troubles bipolaires (anciens états maniaco-dépressifs) où les doses très importantes sont proches des doses toxiques et demandent une évaluation de la lithiémie (là aussi, on est en pleine pathologie). Le lithium doit être donné à des doses intermédiaires, inférieures à celles-ci mais quand même supérieures à celles trouvées dans les compléments alimentaires (le docteur Jean Paul Curtay va jusqu'à des doses de 250 mg de sel de lithium !). Ceci avec raison et pour éviter les accidents de surdosage.

Pour donner deux exemples concrets de l'intérêt de la micronutrition, je citerai deux domaines très fréquemment rencontrés, celui de l'arthrose et celui de la déprime.

Pour ce qui est de l'**arthrose**, chacun a pu voir dans les médias les effets iatrogènes des nouveaux antiinflammatoires qui ont été soudainement retirés du marché car ils seraient responsables de plusieurs milliers de mort par accidents cardio-vasculaires aux États-Unis, les premiers accidents cardiaques étant survenus au cours de la première semaine de traitement ! Que ce chiffre soit exact ou pas, car un brouillard médical tente de voiler la réalité à ce sujet, les meilleurs antiinflammatoires n'ont qu'une action symptomatique et nullement curative.

Or dans l'arthrose, qu'elle soit généralisée, sur toute la colonne vertébrale par exemple ou localisée : gonarthrose (genou), coxarthrose (hanche), dans plus de 60 % des cas, on obtient des améliorations majeures (qui peuvent très bien aller jusqu'à éviter une opération de la hanche ou du genou). Le tout pour peu qu'on intervienne à temps, c'est-à-dire avant que l'articulation ne soit définitivement bloquée.

Le protocole a été décrit il y a déjà longtemps par le docteur Picard qui, à l'époque, n'avait que des oligoéléments à sa disposition et qu'il employait sous forme d'Oligosols®. Les résultats qu'il obtenait étaient déjà remarquables mais, mystérieusement, il n'a pas été suivi par les confrères, généralistes ou rhumatologues !

Actuellement, nous avons des moyens supplémentaires, avec la glucosamine et la chondroïtine, éléments majeurs du cartilage articulaire. Il faut y ajouter du soufre (chélaté), des toniques veineux (car il y a une stase de la circulation de retour), des antioxydants et des oméga 3 qui, à forte dose, ont un effet antiinflammatoire. Quant aux oligoéléments, ils peuvent être injectés en sous cutané dans la région péri articulaire (pour ceux qui sont sous injectables, bien sûr !).

Dans la **déprime**, de l'étudiant qui "pédale dans la semoule" au cours d'un troisième trimestre difficile, du cadre "dynamique" mais en réalité épuisé ou de la mère de famille qui travaille et fait deux journées en une, on peut s'en tenir à la clinique pour déterminer si le déficit est dopaminergique, sérotoninergique ou mixte et réagir en conséquence, mais on peut aussi faire des bilans très précis en dosant les neuromédiateurs et les acides gras sanguins.

La dopamine ou la sérotonine peuvent être basses, voire effondrées. Dans le premier cas le sujet aura des difficultés considérables à se motiver et à entreprendre quoique ce soit. Dans le second cas, il sera franchement déprimé. Inutile de dire comment il sera si dopamine et sérotonine sont effondrées.

Vous pourriez prescrire les supplémentations d'acides aminés précurseurs, nous les avons vus quand nous avons parlé de la "balance émotionnelle". Pour la dopamine, il s'agit de la tyrosine et pour la sérotonine du tryptophane.

Les acides gras aussi seront perturbés. Il est à parier qu'il y aura trop d'acides gras "trans" signant une alimentation trop "industrielle" qu'il faudra corriger. D'autant que les personnes pensent souvent qu'ils mangent correctement car ils privilégient l'huile d'olive. L'acide oléïque sera haut mais il n'en corrigera pas pour autant les autres erreurs. En particulier le déséquilibre oméga 3/oméga 6. Le dosage des acides gras est aussi le seul moyen de juger de la validité fonctionnelle des enzymes désaturases et on saura s'il faut ou non apporter des acides gras polyinsaturés de fin de chaine, EPA et DHA. On aura même une idée de l'état inflammatoire mais celui-ci ne sera vraiment apprécié que si l'on dose aussi l'homocystéine. Si elle est augmentée, des vitamines du groupe B sont indispensables.

On pourra enfin donner des conseils alimentaires globaux. En général, alimentation plus végétarienne, moins de viande, plus de poissons gras.

Cas particulier du statut en fer chez la femme et le grand sportif, le dosage de la ferritine montrera le taux des réserves de fer. À moins de 30, et à fortiori à moins de 20, voire de 10, une supplémentation en fer chélaté et des conseils alimentaires (boudin noir, clovisses, huîtres, foie). Ceci car la fatigue induite par l'anémie ferriprive majore nettement tout état dépressif.

Reste la supplémentation "bateau". À partir de 45 ans, surtout chez l'homme, des flashs de supplémentation en antioxydants, probiotiques, EPA et DHA sont une excellente chose, par exemple pendant un mois aux changements de saison. Au printemps et à l'automne au début, puis aux solstices ensuite en prenant de l'âge.

Tous ces conseils ne sont précisément que des conseils. Les prendre pour une consultation à distance serait une erreur, ils ne peuvent remplacer le médecin nutritionniste, leur seule prétention est de faire éviter, dans la mesure du possible, des erreurs potentiellement dommageables pour votre santé.

EN GUISE DE CONCLUSION

Il est étonnant de constater que la médecine qui parle de plus en plus de prévention est pratiquement incapable de la mettre en œuvre. Mais il faut aussi bien admettre que ce n'est guère sa faute. La perception que l'Occident a de la réalité et du monde en général est une perception analytique. En découpant les questions générales en questions particulières ne concernant qu'une seule partie du sujet à la fois, elle nous a permis d'accomplir d'immenses progrès dans le domaine des sciences expérimentales. Pourtant ces qualités deviennent imperceptiblement, et sans qu'on s'en aperçoive, des entraves à la perception globale, synthétique et écologiques de l'objet étudié. La médecine s'intéresse à l'action pharmacologique d'une molécule précise sur, même pas une fonction, mais une partie très précise d'une fonction. À tel titre qu'aujourd'hui, il est encore peu concevable d'étudier des systèmes dans leur globalité et dans la globalité de leurs interactions avec les autres systèmes.

Il fut un temps où le champ de la médecine c'était le malade. Aujourd'hui, c'est la maladie. Outre que cette conception la déshumanise, elle l'appauvrit dans ses perspectives. Le médecin essaye, le plus honnêtement possible, de puiser dans ce qu'il a engrangé depuis les bancs de la faculté et jusqu'à ses plus intimes expériences professionnelles, ce qui va s'opposer aux symptômes et, quand c'est possible, aux causes de la maladie de son patient. Mais il ne semble pas vraiment se douter et on ne lui a d'ailleurs jamais appris que toute pathologie et donc toute thérapeutique concerne un être dont toutes les cellules, tous les organes et toutes les fonctions possèdent les infinies palettes du vivant. Ainsi cibler le meilleur des traitements uniquement sur un dysfonctionnement, c'est choisir la simplification extrême de l'action hors contexte global. Apparemment, ça marche souvent. Pourtant ne pas se préoccuper de l'état fonctionnel des systèmes fondamentaux que sont les systèmes digestifs et endocriniens, c'est se priver d'auxiliaires infiniment précieux. Et leur relance ainsi que leur rééquilibrage est une aide, parfois décisive, dans toutes les situations pathologiques. De la même façon, quelles sont les potentialités de réaction adaptative laissées à un organisme en carence vitaminique, minérale et manquant d'acides gras polyinsaturés, c'est-à-dire d'éléments essentiels à sa vie ?

Les médecins pensent, même s'ils ne l'expriment pas, qu'ils ne sont pas arrivés à bac plus dix ou douze pour prescrire des vitamines qui sont en vente libre dans les supermarchés. C'est un point de vue, mais c'est aussi une distorsion de la pensée et, tant qu'à faire, pas mal d'orgueil. En médecine, c'est le diagnostic qui est difficile. Une fois qu'on le tient, les traitements possibles sont codifiés par de multiples équipes hospitalières. En micronutrition ou en médecine fonctionnelle, le diagnostic n'en est pas moins difficile mais les corrections à apporter sont infiniment subtiles. Il s'agit de petites touches qui, en général n'ont pas de répercussion immédiatement visible. De plus ces corrections devront être personnalisées et cette sorte de flou impressionniste représente très exactement ce que la médecine exècre, car toutes ses certitudes s'appuient sur des statistiques et non sur des cas particuliers.

Il n'en reste pas moins vrai que, dans un nombre étonnamment élevé de cas, le traitement classique devient peu à peu superflu. La plupart du temps cependant les traitements ne peuvent être interrompus mais ils sont plus efficaces et mieux tolérés, y compris dans les pathologies graves.

Croire, comme c'est souvent le cas, que micronutrition et médecine classique s'opposent et qu'il faut choisir entre l'une et l'autre est une erreur qui va à l'encontre absolu de la vision holistique de l'être humain et de ses rapports avec son écosystème. Quoique fassent et défassent certains, la micronutrition sera la base de la médecine du XXIe siècle mais elle nécessite un investissement de réflexion importante de la part du public comme des médecins. Alors autant fuir les idées reçues, les extrêmes et les extrémistes, les porteurs de vérités et les dogmatiques, quand bien même ils auraient une belle gueule. Ne croyez que les faits.

Ce livre est forcément incomplet et certainement imparfait. Mais si vous l'avez lu, c'est que vous vous intéressez à la question. Alors lisez aussi ce qui se publie, ne serait-ce que pour vous faire une opinion par vous-même en faisant la différence entre le fait scientifique et l'argument affectif ("il est évident que" et "si c'était vrai", ça se saurait...").

La médecine, la santé et la nutrition ne sont artificiellement séparées que par notre vision analytique du monde. Une perception holistique nous fait entrevoir l'immensité de l'écosystème vital dont nous sommes à la fois les sujets et les maîtres. Le bien être et la santé ne sont pas un dû, mais un verger que nous faisons fructifier ou que nous laissons en jachère. Prendre conscience de nos pouvoirs et, par là, de nos devoirs envers la nature, nous-mêmes et les autres, est la condition indispensable pour être capable de les assumer.

Rappelez-vous que vous êtes les enfants de la lumière et des arbres et, par là même, que vous occupez une place centrale dans la nature et si vous cherchez la source fraîche de l'épanouissement, de l'hédonisme et de la vie, c'est là seulement que vous pourrez la trouver.

Écrit à la lumière de la Méditerranée.
Marseille, mai 2006.

NOTES & COMMENTAIRES

1. Le Professeur Henry de Lumley est “l’inventeur” de la grotte de l’Arago, à Tautavel, dans les Pyrénées orientales. En mettant à jour un crâne de trois cent vingt mille ans, il a exhumé un des plusvieux de nos ancêtres directs.
Les Eyzies, dans le Périgord Noir et “capitale de la préhistoire”, ont été habitées par l’homme, de moins trente trois mille à moins vingt mille ans avant J.-C.

2. Plus la nourriture est spécifique, plus la niche écologique est étroite. Le koala qui ne se nourrit que de feuilles d’eucalyptus est bien incapable de vivre en dehors de la zone d’extension de cet arbre. Ainsi le fait de pouvoir manger de tout a été une des conditions indispensables à notre conquête du monde.
Cette conquête était loin d’aller de soi d’ailleurs. De l’Aurignacien (moins 31 000 avant notre ère) au Magdalénien (moins 11 000) c’est-à-dire pendant vingt mille ans, on estime que la population totale de l’Europe ne dépassait pas les trois à quatre mille individus.

3. Tout le monde connaît la séduisante théorie d’Yves Coppens qui place l’origine de l’homme en Afrique de l’Est. Elle s’appuie sur le fait qu’il y a huit millions d’années, des mouvements tectoniques ont profondément modifié la région de la Rift Valley, creusant un large sillon Nord Sud et élevant des barrières montagneuses qui ont barré la route à la pluie venant de L’Ouest.
À l’Est de cette zone, les arbres ont peu à peu disparu, laissant la place à la savane. Ne pouvant fuir vers des régions plus hospitalières à cause des obstacle naturels, les grands singes ont dû s’adapter ou disparaître. Ceux qui ont réussi leur adaptation à ce nouvel environnement seraient à l’origine de la lignée humaine.

Cependant, suite à la découverte au Tchad, donc à 3 000 kilomètres à l'Ouest de la Rift Valley, de "Toumaï", un crâne de sept millions d'années, Yves Coppens déclarait : "l'East Side Story n'existe plus"(La Recherche, N° 361, février 2003).
Oui et non. Ce qui n'existe plus, c'est le lieu de la première hominisation. C'est lui qui a changé et qui peut d'ailleurs encore changer, mais ceci est après tout secondaire. Ce qui est très vraisemblable, ce sont les conditions de cette hominisation, c'est-à-dire l'obligation vitale de s'adapter à une nouvelle niche écologique, suite à un changement de climat, sans pouvoir fuir vers des zones où les anciennes conditions de vie perdurent et ce, soit parce que ces zones ont disparu, soit parce qu'on ne peut plus les rejoindre à cause d'obstacles naturels.

L'épopée des dinosaures vient curieusement apporter du grain à moudre au moulin de la théorie d'Yves Coppens. Effectivement, au jurassique inférieur, les dinosaures présentaient une certaine homogénéité. Mais au jurassique supérieur, ils s'étaient considérablement diversifiés.
On s'est longtemps posé la question de savoir ce qui, à la période intermédiaire du jurassique moyen, avait provoqué une telle évolution. C'était selon toute vraisemblance l'éclatement du premier continent monobloc apparu sur terre : la Pangée. Les animaux pouvaient le parcourir et s'y mêler sans obstacle. Mais quand il s'est fragmenté en plusieurs morceaux ayant chacun leurs caractéristiques physiques et climatiques, tous ont dû s'adapter ou disparaître et c'est ce qui a été à l'origine de l'extrême variété des derniers représentants des dinosaures. Il semble donc bien que les conditions qui soient nécessaires et, peut-être suffisantes, pour initier l'apparition de caractères nouveaux dans une espèce, voire l'apparition d'une autre espèce, soient des bouleversements climatiques très importants auxquels on ne peut se soustraire. Effectivement, une espèce n'a aucune raison d'évoluer tant qu'elle reste en symbiose avec son écosystème.

4. La graisse du gibier, contrairement à celle des animaux domestiques, est riche en acides gras polyinsaturés. Elle vient des végétaux, sauvages eux aussi, dont le gibier se nourrit, car seuls les végétaux savent fabriquer des acides gras très polyinsaturés. Et c'est pourquoi on ne peut pas demander à un poulet qui n'en a pas eu dans son alimentation de nous les restituer ensuite dans sa graisse. Ni à un saumon d'élevage qui n'a pas "pâturé" dans les prairies marines de l'Atlantique ou de la mer du Nord en se délectant d'algues et de plancton. Le rôle de ces acides gras polyinsaturés est fondamental dans l'élaboration et le fonctionnement du cerveau humain.

5. La véritable traduction serait plutôt les Cinq Mouvements ou les Cinq Devenirs.

Cinq Éléments est particulièrement mal venu car statique. Or la seule chose qui intéressait les Chinois est la physiologie qui est, par principe, adaptation constante, équilibre instable, mouvement et devenir perpétuel. En vélo, quand on cesse de pédaler et qu'on s'arrête, on tombe si on ne met pas pied à terre. Quand la physiologie s'arrête, on meurt.

6. Le franciscain Salimbene qui rapporte cette histoire avait tout compris et concluait : "ils ne pouvaient pas survivre sans les visages souriants, les caresses et les paroles pleines d'amour de leurs nourrices".
La question de la langue première de l'humanité a toujours titillé les hommes. Au Ve siècle avant J.-C., Hérodote raconte qu'un Pharaon aurait donné la garde de deux nourrissons à un berger qui avait pour consigne de leur faire téter ses chèvres, les soigner, mais sans leur parler. Au bout de deux ans, les enfants auraient prononcé "bécos", mot qui peut être phrygien, chypriote ou égyptien et qui désignait, selon le cas, le pain ou l'huile, ce qui n'éclaira pas beaucoup le Pharaon dans ses recherches linguistiques.
Quant à Frédéric II de Hohenstaufen, prince érudit qui parlait six langues, il devançait trop son époque pour ne pas être excommunié à deux reprises. Il faut dire qu'il était favorable à un état laïc ! Il n'en redonna pas moins Jérusalem à la chrétienté sans verser le sang, uniquement par la diplomatie et grâce aux relations amicales qu'il entretenait avec le sultan du Caire. Sous son règne, cette ville fut ouverte sans aucune discrimination aux trois religions monothéistes.

7. Il est très difficile, aujourd'hui de se rendre compte de la "révolution" (sans jeu de mots) que la pensée et les travaux de Lavoisier ont apporté dans le domaine des sciences de la vie. Jusque là on considérait que le vivant et le non vivant procédaient de deux natures différentes. D'ordre divin, le vivant était "animé", c'est-à-dire avait une âme qui était la manifestation palpable de Dieu dans sa création. Du temps de Molière, les "esprits animaux" n'étaient nullement une vue de l'esprit. Trente ans plus tard, quand, en 1806, Berzélius crée le terme de chimie organique, il apprend officiellement aux héritiers du siècle des Lumières ce que toutes les populations "primitives" enseignaient depuis toujours, à savoir que l'homme, la nature et, pourquoi pas, même Dieu étaient les doigts d'une même main.

8. La nature a réussi le tour de force de réunir dans une seule boisson glucides, lipides, protides, sels minéraux et vitamines. Pour cela les glucides et les sels minéraux sont sous forme de solution, les lipides sous forme d'émulsion et les protéines sous forme de suspension colloïdale.

9. Dans les maladies auto immunes, l'immunité ne reconnaît plus le soi du non soi. Elle attaque alors sans relâche les cellules qu'elle était censée

défendre. Quand une bactérie envahit un organisme, l'immunité s'attaque à l'envahisseur. Or la bactérie est dans les propres cellules de l'organisme infecté. Quand la bactérie est détruite, pour peu que l'immunité ait associé le complexe cellule hôte à l'envahisseur, elle continuera à s'attaquer aux cellules saines.

10. Eutrophique : du Grec Eu, bien et Trophê, nourriture. Qui a une action favorable à la vie. Ici : qui protège les entérocytes ou cellules de la muqueuse intestinale.

11. Synapses : du Grec 'Sunapsis' point de jonction. Région de jonction inter neuronale. C'est la richesse des interconnexions neuronales qui différencie fondamentalement le cerveau humain du cerveau animal le plus achevé. Ainsi, chacun des milliards de neurones est-il en rapport avec tous les autres par l'intermédiaire de quelques neurones seulement. C'est le gage d'une vitesse et d'une globalité d'information optimale. C'est aussi le gage d'une mise en parallèle et d'une comparaison en temps réel de toutes les données et, par là même, du jugement. Désolé pour les nostalgiques de la Planète des Singes, aucun d'entre eux ne nous battra jamais aux échecs.

12. Le moment critique de l'embryogenèse est entre la troisième semaine et la fin du troisième mois, période pendant laquelle se forme l'embryon.

13. La biodisponibilité d'un nutriment est la proportion qui est réellement absorbée par la cellule, par rapport à la quantité totale ingérée. Curieusement, cette notion est souvent ignorée des ouvrages traitant de nutrition, alors qu'elle est absolument fondamentale. La biodisponibilité varie d'ailleurs, non seulement en fonction de la forme biochimique de l'élément, mais aussi en fonction des associations éventuelles avec d'autres éléments avec qui il peut entrer en compétition d'absorption. Par exemple, le tryptophane, acide aminé essentiel au fonctionnement cérébral, rentre en compétition avec d'autres acides aminés qui ont le même transporteur mais avec lequel ils ont plus d'affinité. De ce fait, les carences en tryptophane sont fréquentes. La biodisponibilité d'un aliment est aussi fonction de l'équilibre physiologique du milieu intestinal.

14. Les stries sur l'émail dentaire sont verticales chez les populations nomades des chasseurs cueilleurs dont l'alimentation est fruitarienne et carnivore, elles sont horizontales chez les sédentaires dont l'alimentation est devenue céréalière et lactée. Même quand on ne retrouve qu'une dent isolée, on sait ainsi avec une précision étonnante ce que mangeait son propriétaire ! Mais la paléobiologie ne s'arrête pas là : par l'étude des os, cette fois, on peut savoir si leur propriétaire mangeait préférentiellement tel ou tel type d'aliment (viande de renne ou d'un autre animal par exemple).

15. Une étude américaine sur des adolescents de 9 à 14 ans montre une diminution du risque de surpoids de 20 %. Même proportion pour un étude écossaise sur 30 000 enfants nourris au sein pendant seulement six à huit semaines. L'étude Isaac arrive, elle, à une proportion de réduction du surpoids de 30 %.
Cf. aussi les travaux du Docteur Marie Laure Frelut du Centre Thérapeutique Pédiatrique de Margency. Le mécanisme de l'effet protecteur de l'allaitement maternel n'est pas encore connu mais le lien privilégié qu'il induit entre la mère et son enfant est très probablement à prendre en compte.
À contrario, les enfants dont la mère a souffert d'un diabète gestationnel ou d'un diabète insulino-dépendant, ont un risque de surpoids aggravé en cas d'allaitement maternel. (Le Généraliste N° 2234 du 31.01.03). On sait parfaitement par ailleurs qu'**une nourriture surprotéinée chez l'enfant est un facteur favorisant l'obésité. C'est précisément le cas du lait de vache qui contient trois fois plus de protéines que le lait de femme**. À noter que le bébé devra en plus en éliminer les deux tiers, facteur inutile de fatigue pour son foie et ses reins. Dernier point, et pour l'anecdote : c'est le lait de jument qui est le plus proche du lait de femme.

16. L'Indice Chimique ou la Valeur Biologique d'une Protéine correspond au pourcentage d'Azote biodisponible (c'est-à-dire absorbable par nos cellules) par rapport à l'Azote total qu'elle contient.
Pour cela, parmi la vingtaine d'acides aminés qui forment les protéines, elle doit contenir les huit acides aminés dits essentiels, c'est-à-dire ceux que nous ne savons pas fabriquer et qui doivent obligatoirement être apportés par l'alimentation. Ce sont : la valine, la leucine, l'isoleucine, la thréonine, la méthionine, la lysine, la phénylalanine et le tryptophane. De plus, la Nature n'étant pas particulièrement simple, ces acides aminés doivent se trouver dans des proportions rigoureuses les uns par rapport aux autres, certains en beaucoup plus grande quantité que les autres. Si un seul déroge à la règle, il gène l'absorption de tous les autres : c'est ce qu'on appelle le Facteur Limitant. À l'époque de ces découvertes, l'œuf semblait représenter la protéine "parfaite". On lui a attribué arbitrairement la valeur biologique de 100, toutes les autres protéines étant moins bien absorbées ayant une valeur biologique moindre. Par exemple, le lait de vache, riche en Lysine est pauvre en Méthionine : c'est donc ce dernier qui est son facteur limitant. Son Indice Chimique est de 60. Idem pour les légumes secs, eux aussi pauvres en Méthionine et dont le facteur limitant est encore plus bas : 20. Quant aux céréales, elles sont pauvres en Lysine qui est donc leur facteur limitant : 20 elles aussi.
Ce qu'il y a d'extraordinaire, c'est que **toutes les civilisations savaient cela d'une manière empirique, aussi ont-elles toujours associé céréales et légumes secs.** En Afrique du Nord le couscous associe le blé

et les pois-chiches, en Amérique centrale c'est le maïs et les haricots rouges. Ainsi la valeur biologique de l'ensemble est-elle correcte et **on peut être végétarien sans avoir de carence protéique**, bien que l'assimilation des acides aminés des céréales et des légumes secs soit plus difficile et ait un rendement inférieur à celui des protéines animales.

17. Les ribosomes sont les organites cellulaires qui fabriquent les protéines. Les lysosomes sont ceux où elles sont détruites pour être ensuite "recyclées". Avec les docteurs Pol Henry et Éric Reymond, le docteur Henry Martin est un des pionniers de l'étude de la "protéonique" (ou étude des protéines) qui va prendre une importance considérable dans la médecine de demain. Les centaines de protéines qui circulent dans notre sang ne tombent effectivement pas du ciel, elles ont toutes été fabriquées par notre organisme. Il serait donc étonnant qu'elles n'aient aucune signification. Le Professeur Giraudet avait pourtant tenté une approche de leur étude mais les protéines agissent en de multiples interactions et ceci rend l'étude particulièrement complexe, ce qui fait que la médecine classique ne s'est jamais réellement penchée sur la question.

18. Les protéines du tissu conjonctif, le collagène et l'élastine sont responsables de la plus ou moins grande tendreté de la viande car elles vieillissent avec l'animal et perdent peu à peu leur élasticité.

19. La roche de Soluté, en Saône et Loire, m'a valu, alors que j'étais adolescent, les plus exaltantes (et épuisantes) ascensions en vélo que j'ai jamais faites. J'y rencontrais celui qui allait devenir mon vieux copain Cro-Magnon et le fait qu'il ait vécu au Paléolithique supérieur ne nous a jamais gênés. Les Solutréens sont les inventeurs de l'aiguille à chas qui permet de faire des coutures de peaux étanches, ainsi que font les Inuits (le Solutréen correspond à une ère glaciaire). Quant à leur méthode de chasse, elle était particulièrement originale et efficace. En effet, on a retrouvé au pied de la falaise une grande quantité d'ossement brisés de chevaux. Ceux-ci étaient probablement aiguillés vers la roche où, dans une cavalcade affolée, ils tombaient dans le vide.

20. Le glycogène est la réserve en sucre du muscle et du foie chez l'animal et l'homme.
C'est aussi la réserve de sucre chez le champignon !
Les réactions complexes entre glycogène et protéines portent aussi le nom de glycation.

21. Normal après tout que cette "prise à la gorge", cette "angoisse"(du latin "angere" : serrer) finisse par s'exprimer par une pathologie de la thyroïde.

22. Je ne pense pas vous apprendre grand chose en vous disant qu'un œuf est composé d'un blanc, d'un jaune et d'une coquille. Cette dernière,

faite de calcium et de sels minéraux est à l'origine d'une curieuse expérience faite par un disciple du grand Lavoisier. Celui-ci s'était demandé ce qu'il pourrait bien arriver à la coquille si on privait la poule de calcium. Il arrive, bien sûr qu'au bout d'un certain temps, la coquille devient plus ou moins molle. Elle reprend sa rigidité si on rajoute le calcium manquant dans l'alimentation de la poule. Mais elle la reprend aussi si on ne rajoute que de la silice et ceci aura une conséquence très importante en clinique humaine : quand l'os se déminéralise, l'apport du seul calcium ne suffit pas à le reminéraliser tant que la trame de silice est défaillante. D'où, aussi, l'effet remarquable des gels et crèmes à la silice organique dans les affections rhumatismales.

23. Les farines sont caractérisées par leur taux d'extraction, c'est-à-dire le nombre de kilos de farine obtenus à partir de cent kilos de blé. Le type d'une farine est le poids de ses cendres en milligrammes. Il correspond au poids des sels minéraux qu'elle contient et dépend du taux d'extraction. La baguette est faite avec une farine à taux d'extraction moyen (70 %), le pain complet avec un taux bas et la pâtisserie avec un taux élevé (55 %).

24. Les fibres assurent un rôle essentiel dans la digestion. Cependant, étant peu présentes dans l'alimentation actuelle, leur brusque introduction est forcément mal supportée car elles changent trop rapidement le fragile équilibre écologique de l'intestin. Aussi faut-il les réintroduire avec douceur et en les faisant bien cuire, au début tout au moins, pour les casser en chaînes courtes, plus facilement digestibles.

25. Blé tendre : "triticum vugare" trois fois quatorze chromosomes.
Blé dur : "triticum durum" deux fois quatorze chromosomes.
Pour différencier le blé dur du blé tendre, casser le grain. Le blé dur présente une cassure vitrifiée.

26. L'index glycémique est le rapport entre la surface de la courbe d'hyperglycémie induite par la prise de cent grammes d'un aliment et la courbe induite par cent grammes d'une solution de glucose. Plus ce rapport est bas, moins l'aliment fait monter la glycémie haut et longtemps.

27. Ses racines vivant en symbiose avec des bactéries, celles-ci lui permettent de fixer l'azote de l'air. Or l'azote étant l'élément qui distingue les protéines des glucides et des lipides, voilà pourquoi on peut se passer éventuellement de protéines animales.

28. Le terme " remède de bonne femme" est quelque peu condescendant mais la véritable expression était "bonne fame", du latin fama : réputation. C'était au contraire un remède qui avait bonne réputation. Mais le machisme latin est passé par là.

29. La constance des paramètres biochimiques, indispensable au maintien de la vie.

30. Uricosurique : qui aide à éliminer l'acide urique.

31. Les entérocytes sont les cellules de la muqueuse intestinale. Elles se renouvellent extrêmement rapidement : toutes les 48 heures environ !

32. L'amande, la noisette, la figue et le raisin sont censés rappeler la couleur des robes des quatre ordres mendiants : écrue pour le dominicain, brune pour le carme, grise pour le franciscain, foncée pour l'augustin.

33. C'est en 1839 que Théodore Schwann, grâce au microscope achromatique qui donne une image nette car dépourvue de franges, formula pour la première fois la théorie cellulaire, postulant ainsi que la cellule est la manifestation première de tout organisme vivant.
Quant au virus, d'organisation beaucoup plus simple que la cellule, il est cependant apparu après elle. Effectivement, il n'est pas autonome : il a besoin, pour vivre et se multiplier de parasiter une cellule et reprogrammer son ADN afin de la faire travailler pour lui. Aussi, pendant des milliers d'année, les virus ont-ils été très discrets. Imaginer les hommes préhistoriques décimés par de grandes épidémies virales est une erreur. Pour qu'ils fassent une entrée fracassante dans l'histoire de la pathologie, les virus ont dû attendre les conditions favorables à leur expansion, c'est-à-dire les grandes concentrations humaines des premières cités états mésopotamiennes de plusieurs milliers d'individus. Les peuples, dans leurs errances, les ont emportés dans leurs maigres bagages et les guerres leur ont toujours assuré un milieu de propagation idéal. Voir à ce sujet, la grippe qualifiée un peu hâtivement d'espagnole pendant la première guerre mondiale, responsable de trente à cinquante millions de morts en moins d'un an ! Actuellement les virus prennent l'avion comme tout le monde et une épidémie extrême-orientale se transporte en quelques heures à Paris, Londres ou New York sans complexe ni visa. La population mondiale étant constamment en croissance, et les échanges de population incessants, les très riches heures des virus sont encore à venir et le record de la grippe espagnole est comme tous les records : il attend son challenger.

34. Tachycardie : augmentation du rythme des battements du cœur.
Bradycardie : diminution du rythme des battements du cœur.

35. Addiction : mot médical pour désigner une dépendance. Le nombre d'addictions des sociétés modernes est considérable : alcool, cigarette, drogues diverses, sports extrêmes, prises de risque, mais aussi jeu, achats, vols compulsifs (kleptomanie), rituels, addiction au travail (qui peut tuer comme l'ont décrit les Japonais), addictions sexuelles (du dernier chic chez les stars hollywoodiennes). Enfin addictions moins évidentes et par là même plus perverses, à un groupe, une secte ou un dogme qui, elles,

on été de tout temps et qui ont encore de beaux jours devant elles, tant il est plus tentant de se faire prendre en charge, quel qu'en soit le prix que de tenir soi-même les rênes de son propre destin. Dans tous les cas, l'addiction est une tentative inadéquate pour alléger une souffrance profonde que le sujet est incapable de surmonter tout seul et pour laquelle il n'a pas non plus le courage de demander de l'aide. Elle est, par là même, vouée à l'échec. Bien plus, elle renforce à chaque fois le degré de dépendance du sujet vis-à-vis de sa "drogue". Le seul moyen de s'en sortir est de prendre un jour conscience du cercle vicieux dans lequel on est, premier pas obligatoire pour une démarche thérapeutique.

36. Alfred de Musset, bien sûr. Le délicat poète, mort romantiquement à quarante sept ans d'une défaillance cardiaque a, sans le savoir, laissé quelque trace en médecine. Connu sous le nom de "signe de Musset" et synchrone au pouls, un hochement régulier de la tête est parfois l'expression d'une anomalie des valves cardiaques. Inutile de dire que ce signe fait partie de l'archéologie cardiologique et, n'étant guère connu que de quelques dinosaures un peu poètes eux-aussi, ne comptez pas sur lui pour être reçu à l'Internat.

37. Bien qu'elle rallie actuellement le plus de suffrages, la théorie du Big Bang est cependant contestée par quelques uns qui lui opposent d'autres théories, en particulier celle des supercordes. Étant remarquablement incompétent en astrophysique, nous résisterons farouchement à la tentation de donner un avis péremptoire sur ce sujet. Ceci n'a d'ailleurs aucune importance pour ce qui nous occupe ici car tout le monde est d'accord sur le fait que, quelles que soient les circonstances de sa naissance, l'univers a eu un commencement.

38. C'est pourquoi on trouve des acides gras polyinsaturés en grande quantité chez les poissons des mers froides et les animaux du grand nord comme de l'Antarctique. Si ils avaient trop d'acides gras insaturés, ils seraient figés comme une motte de beurre dans le réfrigérateur. C'est pourquoi le taux d'acides gras polyinsaturés augmente le long de la patte d'un renne, de l'épaule au sabot, pour protéger les parties en contact permanent avec la neige. Les acides gras polyinsaturés jouent ici le rôle d'antigel.

39. Inutile de dire que cette représentation avec des flèches simples et doubles est tout à fait fantaisiste mais elle est plus "parlante".
La flèche vers le haut ou vers le bas représente un carbone avec un hydrogène au dessus ou au dessous de lui et la double flèche un carbone avec deux hydrogènes.

40. L'organisme est incapable de fabriquer les acides gras essentiels (linoléique et alpha linolénique) mais il peut fabriquer les non essentiels.

41. Obstruction d'un vaisseau par une plaque d'athérome, c'est-à-dire des graisses calcifiées par l'agression de molécules très agressives : les radicaux libres.

42. *L'Écclésiaste.*

43. Les acides aminés portent une fonction carboxyle COOH et une fonction amine NH_2. Pour former un dipeptide, une fonction amine de l'un s'associe avec une fonction amine de l'autre :

Radical R1 ***Radical R2*** ***R1*** ***R2***

$$NH_2\text{—}(CH_2)^x\text{— }COOH + NH_2\text{—}(CH_2)^y\text{— }COOH \rightarrow NH_2\text{— }(CH_2)^x\text{— }CO\text{ — }NH\text{ — }(CH_2)^y\text{— }COOH + H2O$$

liaison peptidique

acide aminé 1 + ***acide aminé 2*** → ***dipeptide*** + ***eau***

C'est pourquoi les protéines sont aussi qualifiées de sources d'apport azoté.
Chez le sportif par exemple où la masse musculaire est essentielle à l'optimisation des performances, le suivi du "bilan azoté" est fondamental.
Notons à ce propos que certaines réactions biologiques "fabriquent" de l'eau.
Ainsi, nous ne devons boire que les deux tiers de l'eau dont nous avons réellement besoin.
Notons enfin que les protéines ont parfois d'autres atomes (soufre, phosphore par ex) mais c'est bien l'azote qui est leur caractéristique essentielle.

44. Voir note 16 concernant l'indice chimique

45. Le pH mesure la quantité d'ions hydrogènes (H^+) libres dans le milieu.

46. Pour que le couple enzyme-métal soit fonctionnel, il faut que le cation métallique soit insaturé, autrement dit qu'il ait des liaisons disponibles. Il faut aussi que le trio formé par l'enzyme, le métal et le substrat soit suffisamment instable pour que chacun reprenne sa liberté dès la fin de la réaction. Si leur association était stable, aucune activité biochimique ne serait possible. C'est d'ailleurs ce qui se passe avec les métaux lourds, le plomb ou le mercure par exemple. En chélatant un site (en la squattant en quelque sorte), ils bloquent toute activité enzymatique. C'est ce qui se passe aussi avec l'acide phytique du blé complet qui chélate le calcium.

47. Le magnésium agit :
– sur le "canal calcique" par où, comme son nom l'indique, passe le calcium.
C'est la clé des alternances de systole (contraction) et diastole (repos) cardiaque.

– sur la “pompe à sodium” qui règle l’équilibre ionique entre le sodium (extracellulaire) et le potassium (intracellulaire).

48. Il s’agit de la SOD cytoplasmique à cuivre et à zinc dont le rôle anti-oxydant est majeur. Quant à la SOD mitochondriale, elle est à manganèse.

49. Eu égard aux chastes lecteurs (pour autant qu’il y en ait), le verbe pisser aurait été un mot plus adéquat. Uriner ne concerne, par définition que l’urine. Par contre on pisse du sang, comme on pisse des cailloux, du sable ou des minéraux.

50. Il s’agit du château de Beauté sur Marne.
Enguerrand de Montrelet (1390-1453) note, à propos d’Agnès Sorel : “Comme entre belles était tenue pour la plus belle au monde, fut appelée demoiselle de Beauté, tant pour cette cause que pour ce que le roi lui avait donné à vie la maison de Beauté lez Paris”

51. Le décret paru au Journal Officiel du 7 avril 1998 stipule “les déchets secs et liquides des amalgames dentaires sont, dès leur production, séparés des autres déchets”. Il est aussi précisé que “ le séparateur d’amalgame est installé le plus près possible de la confluence des sources de rejet afin que l’amalgame soit soustrait des eaux usées avant que celles-ci ne soient mélangées avec d’autres eaux usées”. De même, “ les déchets secs d’amalgame, les déchets contenus dans le pré filtre et les capsules de prédose sont conditionnés dans des emballages identifiés à usage unique, étanches à l’eau en toute position, résistant à la perforation, stables et présentant une fermeture provisoire et une inviolabilité lors du transport”.

52. Suite à cette constatation, il a été prévu de limiter la quantité d’astaxanthine. Pourquoi simplement limiter une substance qui s’est avérée toxique sur la vision et qui n’a d’autre intérêt que de solliciter l’achat par le consommateur ? Pourquoi ne pas l’interdire ? D’après vous ?

53. Le nom de ce chef visionnaire était Sealth, il a été anglicisé en Seattle. C’est en 1854 que Sealth qui avait accueilli pacifiquement les premiers colons adressa au président Franklin Pierce le discours qui allait le ranger parmi les sages de ce monde. C’est peut-être l’influence écologique et fraternelle de cet homme qui, par delà le temps, a fait que la ville qui porte son nom a signé le protocole de Kyoto avec 131 villes des États-Unis, contrairement au président qui n’a pas cru bon de ratifier cet accord vital pour l’avenir du monde.

54. LDL : *Low Density Lipoproteines* ou Protéines de basse densité
HDL : *Hight Density Lipoproteines* ou Protéines de haute densité.

55. Une publicité d’une rare perversité est apparue un temps disant à peu près :

"N'emmenez vos enfants chez Mc Do qu'une fois par semaine". Imaginez le pactole si tous les petits Français allaient régulièrement chez Mc Do une fois par semaine !
Cela ferait cinq cents millions de repas assurés par an, sans compter ceux des parents qui accompagnent leurs enfants.

56. Nous ne ferons qu'effleurer les moyens dont nous disposons pour évacuer les problèmes d'ordre affectif et ce, non pour tenter d'hypothétiques cures à distance, mais pour informer que ces moyens existent, ce que la plupart des gens ignorent.
Des problèmes se posent à nous quotidiennement et nous les résolvons dans la majorité des cas. Mais pas tous. Ils s'accumulent alors puis finissent par interférer sur notre quotidien, de façon à le rendre parfois invivable. Quand une situation nous choque, nous y rattachons une émotion ou un sentiment. Par exemple, j'ai peur au milieu de la foule. La foule c'est la situation, la peur c'est l'émotion. Nous ne voyons que ça. Or cette émotion ou ce sentiment est induit par une pensée dont nous ne sommes pas conscients. Pas convaincu ? Vous avez vu "*Psychose*" d'Hitchcock ? Quand Janet Leigh voit Antony Perkins déchirer le rideau de douche en tenant un couteau de boucher à la main, elle se met à hurler. D'ailleurs, qu'est-ce que vous auriez fait à sa place ? Et "*Quai des Brumes*" de Marcel Carné, vous l'avez vu aussi ? Toutes les filles fondent quand Jean Gabin dit à Michèle Morgan : "t'as d'beaux yeux, tu sais". Janet et Michèle, deux émotions opposées. Et ces émotions sont différentes parce que l'analyse de la situation qui elle, est faite par le cerveau, est précisément différente. Car l'être humain est un être d'émotion. À chaque instant, notre cerveau analyse la situation ici et maintenant, d'une façon automatique et instantanée, donc sans que nous nous en rendions compte et sans que nous nous en souvenions.
Il en est de même pour l'exemple que nous avons pris : j'ai peur au milieu de la foule. Le tout est de trouver la pensée associée : pourquoi ou de quoi ai-je peur dans ce cas précis ? Je peux avoir peur d'être écrasé par un mouvement de foule, peur d'être bousculé, malmené, volé, peur de perdre mon identité, peur parce que la situation me rappelle un évènement douloureux qui m'est arrivé alors que j'étais au milieu d'une foule, etc. Ce n'est qu'une fois la pensée associée (au sentiment ou à l'émotion) trouvée, que je peux me demander si je ne pourrais pas la remplacer par une pensée plus adaptée à la situation réelle. Je peux être écrasé par un mouvement de foule, mais ça n'arrive quand même pas tous les jours. Je me suis perdu dans la foule quand j'étais petit mais, précisément, je suis capable maintenant de gérer ce que je ne pouvais pas gérer dans mon enfance.
C'est donc tout un type de comportement dont il faut d'abord prendre conscience pour pouvoir ensuite le changer. C'est un exercice difficile à

faire seul et on doit être guidé dans ses démarches. En France les thérapies systémiques, comportementalistes, cognitives ou les thérapies brèves de type Palo Alto sont encore peu connues. On peut cependant trouver des adresses de thérapeutes par l'intermédiaire de l'Association française de Thérapie Comportementale et Cognitive (sur Internet).

57. "*American way of lie*" : façon américaine de mentir. Déformation de "*American way of life*", façon de vivre à l'américaine.

58. On trouve actuellement deux types de produits : les margarines enrichies en phytostérols (stérols végétaux) et celles enrichies en oméga 3. Seules les premières ont une action hypocholestérolémiante.

59. En octobre 1972, un Fairchild uruguayen s'est écrasé dans les Andes. Avant d'être secourus, les survivants passeront deux mois à quatre mille mètres d'altitude, par une température descendant jusqu'à moins trente cinq degrés, en se nourrissant de la chair de leurs camarades tués dans l'accident.

60. À l'occasion du congrès de la Société Française de Nutrition qui s'est déroulé à la faculté de Pharmacie de Marseille, en novembre 2005, j'ai rencontré le Docteur Serge Hercberg qui a dirigé Su Vi Max et je lui ai fait part des questions soulevées, à mon sens, par les étranges conclusions qu'il en tirait. Après m'avoir dit que, de toute façon, il "avait déjà tout entendu à ce sujet", il m'a déclaré que l'étude ne visait en fait qu'à mettre en évidence le rôle protecteur de l'alimentation (?) et non celle de la supplémentation (! ?). Comprenne qui pourra !

61. Des expériences maintenant bien connues montrent qu'une restriction calorique chez les rats augmente leur espérance de vie d'une façon considérable. Il en est de même chez l'homme où les gros mangeurs vivent moins longtemps et avec une qualité de vie moindre que les gens frugaux. Voir aussi les expériences humaines de Roy Walford, gérontologue à l'Université de Californie.

62. Le rôle délétère du fer est quasi expérimentalement démontré dans ses surcharges pathologiques comme l'hémochromatose où il finit par tuer le foie et donc le patient aussi efficacement qu'une cirrhose alcoolique.
Cette maladie reste la seule indication actuelle de la saignée. Trois cents centimètres cubes prélevés toutes les deux à trois semaines débarrassent l'organisme du fer en excès et améliorent considérablement le pronostic.

63. En 1848 Ignaz Phillip Semmelweis, médecin à Vienne, émet l'hypothèse que ce sont des "agents invisibles" qui sont responsables des fièvres puerpérales qui tuent 30 % des accouchées dans un des plus grand Services de l'hôpital, au point que les femmes ne se font plus hospitaliser

que contraintes et forcées. En imposant à ses Internes le lavages des mains au savon, puis au chlorure de chaux, il fait chuter la mortalité à 1 %. Quand il demande au patron du Service de procéder comme il le suggère, il est immédiatement mis à la porte. Poursuivant son analyse, il démontre alors avec une rare élégance que "la transmission des processus pathogènes" par les mains non lavées est responsable de ces infections hospitalières mortelles. Il adresse le résultat de ses observations à l'Académie des Sciences et à la Société de Médecine de Vienne, ainsi qu'à l'Académie de Médecine de Paris qui ne jugera pas utile de lui répondre. Jamais reconnu par ses pairs, il mourra en asile psychiatrique.
Cinquante ans avant Pasteur, il avait prouvé l'existence des microbes sans les voir et mis au point la façon de les combattre. Il avait mis en évidence l'existence de maladies qu'on n'appelait pas encore nosocomiales et l'importance de la désinfection (des mains, du matériel, des linges) et de l'éviction des malades contagieux pour les prévenir.

64. Voir ses livres : "*Médecin Chef à la prison de la Santé*" et "*L'Hôpital en danger*".

65. Le diabète, dans ses conséquences pathologiques tout au moins, est une maladie artérielle. Ainsi est-il grand pourvoyeur de cécité, de néphropathies et d'artériopathies aboutissant parfois à des amputations. S'il n' y avait cette souffrance artérielle, on pourrait se balader avec des hyperglycémies à 2 grammes sans dommage. Il est donc capital de limiter le plus possible les pics hyperglycémiques et de protéger les artérioles et les microvaisseaux.

Ce livre est plus le résumé de vingt-huit ans d'expérience clinique axée sur la médecine fonctionnelle et la nutrition que la somme de connaissances livresques. Ma bibliographie peut donc sembler maigrichonne. Car, autant le reconnaître, en plus du viatique universitaire avec lequel nous nous lançons ingénument à la sortie de la Faculté, ce sont nos patients qui nous apprennent la majeure partie de ce que nous savons, pour autant que nous sachions un tant soit peu les écouter. Le reste vient d'échanges entre confrères, colloques et congrès divers.

BELPOMME Dominique, *Guérir du cancer ou s'en protéger*, Fayard.

BOURRE Jean-Marie, *Diététique du cerveau*, Odile Jacob.

BURCKEL André, *Régimes crétois et vitamines*, Laurens.

CHOS et RICHET, *Diététique et micronutrition du sportif*, Vigot.

CURTAY Jean Paul, *La nutrithérapie*, Boiron.

CURTAY et SOUCCAR, *Le programme de longue vie*, Seuil.

HENRY Pol, *Gemmothérapie*, Norbert Westerlo.

JOYEUX Henri, *Changez d'alimentation*, De Guibert.

LAVIER Jacques-André, *Médecine chinoise, médecine totale*, Grasset.

LAVIER Jacques-André, *Bio-énergétique chinoise*, Maloine.

MENAT Éric, *Dictionnaire pratique de la diététique*, Jacques Grancher.

MORON Jacques, *La nouvelle clé du poids*, Robert Laffont.

MOUTON Georges, *Écosystème intestinal et santé optimale*, Résurgence.

NEGRE Robert, *L'alimentation, risque majeur*, Ellipses.

PELT Jean-Marie, *Des fruits*, J'ai lu.

PELT Jean-Marie, *Des légumes*, J'ai lu.

PELT Jean Marie, *Les nouveaux remèdes naturels*, Marabout.

PICARD Henry, *Vaincre l'arthrose*, Éditions du Rocher.

SEIGNALET Jean, *L'alimentation ou la troisième médecine*, De Guibert.

THIS Hervé, *Casseroles et éprouvettes*, Belin.

VALNET Jean, *Traitement des maladies par les légumes, les fruits et les céréales*, Maloine.

TABLE DES MATIÈRES

PREMIÈRE PARTIE

DEUXIÈME PARTIE
L'ÉCOSYSTÈME DE LA VIE

TROISIÈME PARTIE
L'AGRESSIVITÉ DE L'ENVIRONNEMENT

QUATRIÈME PARTIE
LES MALADIES DE L'ALIMENTATION

CINQUIÈME PARTIE
PRATIQUES DE LA NUTRITION ET DE LA MICRONUTRITION